昆達里尼瑜伽一級、二級師資培訓首席培訓師
Kaivalya 戴秀釗◎著

瑜伽心流

瑜伽覺知
與靜心的心智
訓練指引——

喚醒覺知與行動的力量

卸除心智構築的框架，協助身心找到安定力量
落實台灣單車環島9日挑戰，帶著覺知，體驗生命
昆達里尼瑜伽9套轉化冥想、結合心流意識的瑜伽練習

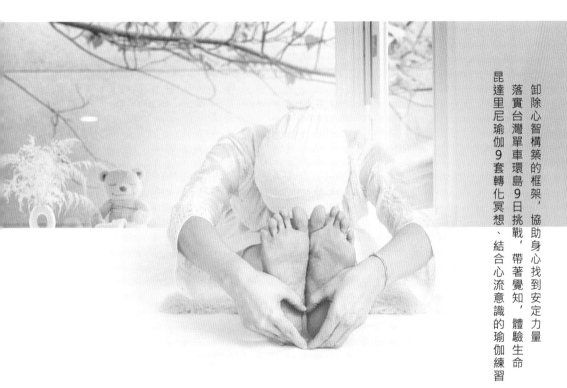

晨星出版

目錄

01 心流意識 … 26

02 心流冥想 … 56

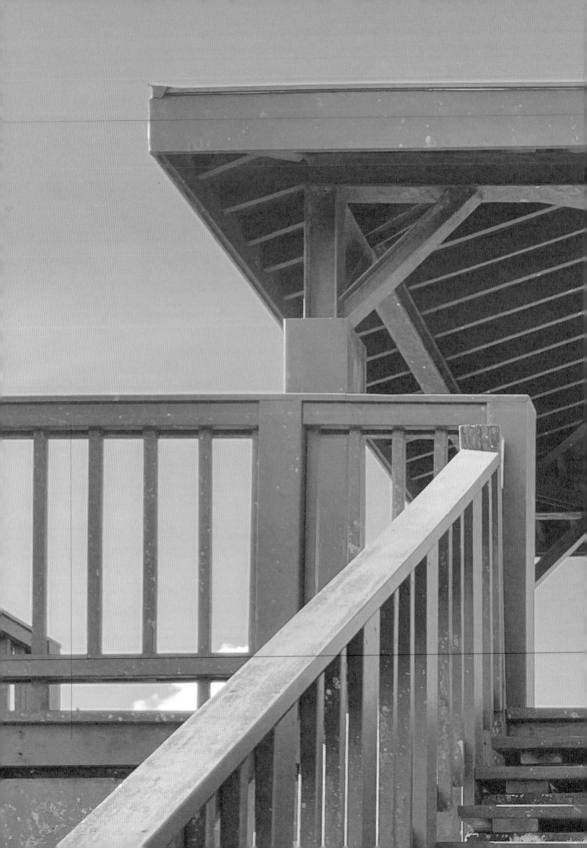

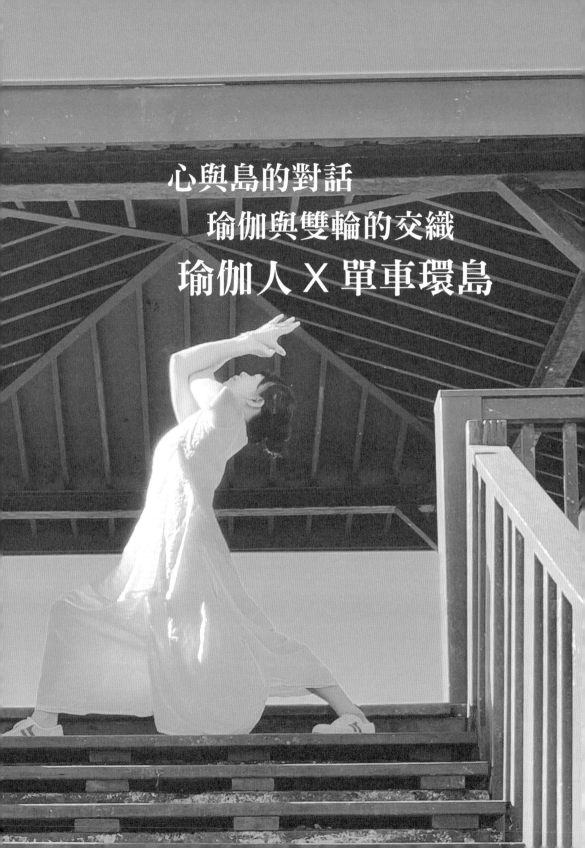

心與島的對話
　瑜伽與雙輪的交織
瑜伽人 X 單車環島

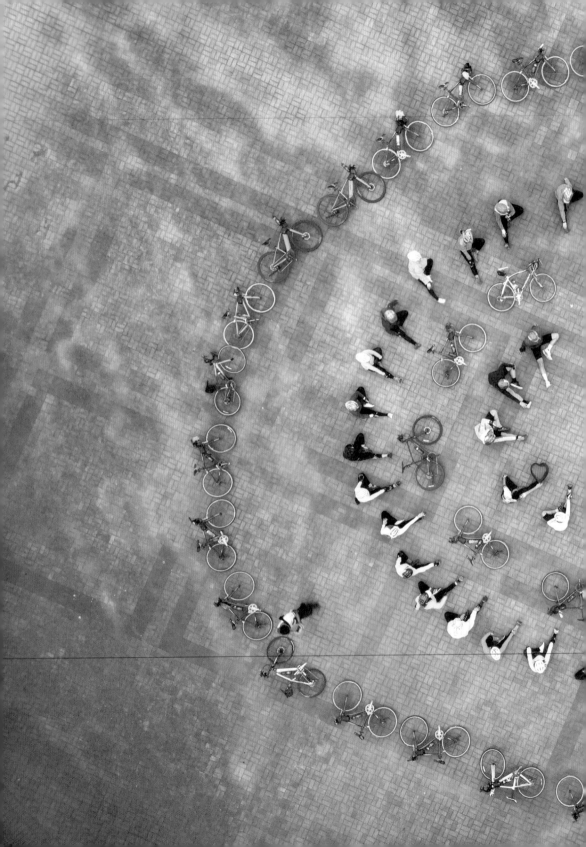

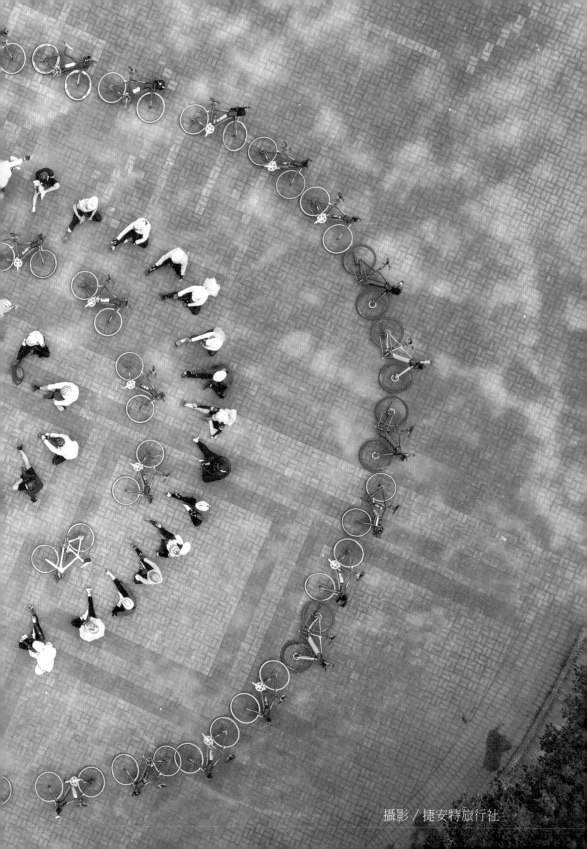

摄影／捷安特旅行社

推薦序

走上一條靈魂自由的道路

泰米爾古代女詩人歐瓦亞 (Auvayar) 曾說：「已知的，屈指可數，而未知的才是世界之大。」（*Katrathu Kai Mann Alavu, Kallathathu Ulagalvu.*）如同詩人所言，秀釧不懈地追隨她對知識的渴求，她是許多學生的導師，也是許多導師的學生。

印度聖哲錫如穆拉 (Sage Thirumoolar) 在他所著的真言經裡 (Thirumanthiram -85) 提到：「讓世界得到我從神那裡所得到的所有祝福與恩典吧。」（*Yaan Petra Inbam Peruga Ivvaiyagam.*）。如同聖哲錫如穆拉寫下真言時的初衷與方式（以大眾易懂的方式傳授），作者以淺顯易懂的方式寫下這本書，可以讓每個人容易學習與理解。

"Ullam Perungkoil Oonudambaalayam Vallal Piraanaarkku Vaai Gopuravaasal Thellath Thelindhaarkkuch Seevan Sivalingam Kallap Pulanaindhum Kaalaa Manivilakkae."

Thirumandhiram. -1823

身體是神所居之廟殿，廟塔的門是我們的嘴部，殿裡燃燒的五盞燈即是我們五個感官。但感官覺受所感受到的卻不是真實的，而是幻象，容易把我們帶偏。因此為了將身體維持在最佳的完美狀態裡，聖哲錫如穆拉在第 552 詩節中提到，我們必須修煉瑜伽裡的八

肢（1.Yama 修持，2.Niyama 精進，3.Asana 體式，4.Pranayama 呼吸調息，5.Prathyahra 感官收攝，6.Dharana 專注，7.Dhayana 冥想，8.Samadhi 三摩地），我想作者一步步走在這八個階段裡。

修持 (Yama) 是作者決定學習瑜伽的狀態，為此，她鼓勵自己走上瑜伽之路，並透過不斷地練習，她來到精進 (Niyama) 的狀態。而她接受所學的訓練及體驗，並將這些傳遞給想要改變的人，這個階段就是體式 (Asans)。在過程中，她克服了路上所遇到的障礙，並把它變成了進步的道路，這種狀態就是呼吸調節 (Pranayama)。

有了這四個層次，作者維持初心，掌控她的心智運作，這個狀態是感官收攝 (Prathyahra)。在這段過程中，她一一克服了家人、朋友、快樂、痛苦等問題，堅定自己的純淨道路，這就是專注 (Dharana) 階段。她一直在為自己設定的目標而生活，而作為她人生身份標誌的那個階段就是冥想 (Dhayana)。

這十年來，秀劍一直以她設定的目標向前邁進，以瑜伽作為她生命形態，她在旅途中看到了自己靈魂自由的道路，為了幫助其他的靈魂能觸碰這些美好，她把整個經歷和體驗寫成書受益大眾。

在此我對編輯與出版社的努力深表讚揚，感謝她們為作者搭建一座橋樑，好讓作者的著作得以弘揚、傳播。

我祈求濕婆神祝福我的學生秀劍和她的讀者們，願大家身體健康，物質與精神美好，豐盛。

《印度納迪葉》顧問，華人區首席納迪葉解讀師 /
濕婆 · 悉檀多 Saiva Siddhanta、印度占星、印度堪輿大師
Guru A.G Natrajh

宛如現代版的《瑜伽經》

何等榮幸能夠在納迪葉上與秀釗相遇。

驚豔眼前這位清秀的女子居然有著累世深厚的內在根基。如今我們很幸運，透過她的書能輕鬆學習到她深層淬鍊的教義。《瑜伽心流》就像是一本現代版的《瑜伽經》，透過流暢的文筆，清晰到位的圖片展示，步驟淺顯易懂，帶引讀者深入體驗瑜伽的精髓。書中我們跟隨著她 9 天流動的環島旅程，如同 9 天脫胎換骨的靈魂醒覺之旅。

「專注會帶來平靜，平靜會長出活力。」

「當下，全然的專注。」

揮汗踏著車輪，藉由感官覺受徹底的開敞，彷彿我們也能感同身受的體驗到當身體、情緒感覺痛苦時，意識更能警醒，更能覺察到心智小我，更能全然專注的感受「此時此刻」，也就是當下那股永無止境，源源不絕的力量。

《印度納迪葉》作者

Keshin

推薦序

瑜伽、旅行、單車、冥想，
　　喚醒了內在力量

　　透過閱讀這本關於在台灣騎腳踏車的書，我有一種閱讀經典的感覺，就像 Paul Theroux 這樣的偉大旅行作家一樣，或者像《禪宗和汽車維護藝術》(zen and the art of motorcycle maintenance) 這樣的書。這本書有一種魅力，不只描述了在自然景觀中旅行的狀態，也陳述了旅行中在內在創造的「人景」。

　　旅行的行為和應對實際挑戰所需的專注，與長時間的看似單調的運動交替進行，觀察著風景慢慢經過，都可能在各種不同的旅行形式下發生：從火車窗後面，在看似無盡的高速公路上騎腳踏車，或在以腳踏車繞行台灣。以單車環島這種方式旅行，人類的頭腦似乎會自動地被吸引到一些內在的反思，超越了旅行時與眼睛相遇的許多細節，轉向冥想我們的存在、行動和與「人景」的相互狀態。

　　Kaivalya 的書是這樣過程的一個很好的例子。長途騎行、觀察和與環境互動的律動，結合了人類思維工作中的反思和洞察力，以及對冥想的熱情，以應對各種情緒和念頭。

　　它使閱讀引人入勝，內容詳實，並激勵我們從旅程的開始到結束，保持專注和臨在。

美國 KRI 昆達里尼瑜伽資深首席培訓師

Tonie Nooyens

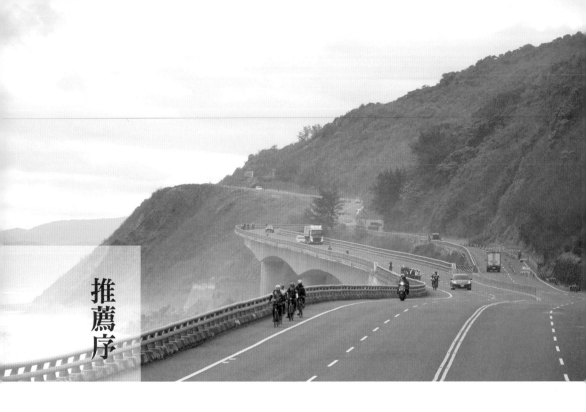

推薦序

在靜中看見動，在動中體驗靜

適當的運動有益健康，已經是一個眾所周知的事實。

而能夠讓人從年輕一直做到年老的理想運動，我個人認為在「靜態」方面，能夠伸展筋骨、調勻呼吸的「瑜伽」應該是很合適的運動。而在「動態」方面能夠運動到全身，增進心肺功能的有氧運動，則「中長程自行車騎行」應是最佳選擇。

我熱愛自行車騎行（Cycling)，並長期推動自行車環島的活動和文化。每次騎上車，雙腳轉動車輪，人車合一在大自然中御風飛馳，就好像長了翅膀的小鳥一樣，自由自在的飛翔。在那當下，所有的壓力和煩惱都消失的無影無蹤，取代的是正向的能量和快樂的

心情。

　　只要選車和騎法正確，即使環島時每天騎完 100 公里也不會覺得特別累，跟著領騎用幾個簡單的瑜伽動作收操拉筋，好好睡一覺，明天早晨又可生龍活虎了。

　　所以，當我被邀請為這本以瑜伽和單車環島為題的書作序時，我不假思索，立馬答應。

　　當我翻開書稿才讀了幾章，就立刻查覺到這將是我的學習之旅，迫不及待一口氣把全書看完，得到許多寶貴的啟發和深刻的感動。作者以她長年身為瑜伽心流導師的修為，用一些來自另一個世界，那些我不熟悉的語言，卻能深入又準確的詮釋了我自己認為已經十分了解的自行車環島的核心，令我內心為之震撼不已。

　　下面摘錄書中的幾段文字：

　　「靠著雙腳劃圓的單車環島根本就是一場與內在深度對話的動態冥想。

　　9 日單車環島的身心體驗，是瑜伽心流的落實，是一場身心靈相互支持的美麗觸動。在這個「單車環島」的行動冥想裡，我們落了地，體驗到了心世界裡的新世界。把單車騎行比喻做一場「在靜中看見動，在動中體驗靜」的深度冥想，真的一點都不為過。這是一個從「動」中覺察到「靜」，再從「靜」中意識到「動」的過程。因此有意識地重複同一件事，並且在其中保持覺察，可以讓人進入深層定靜

的高頻意識狀態，不管當時我們坐的是單車坐墊，還是瑜伽墊。

　　單車踩踏到一定的流暢階段時，也會讓人有這種和諧、順暢、與天地合一的感受。這跟踩踏的快慢沒有關係，是一種一個接一個的順暢感，就像是一首渾然天成的曲子在心中迴蕩，或者河流在身體這個山谷裡流動一樣，會有一種充滿無盡生命力，同時又全然被整個世界包覆、接納的圓滿感受。

　　當我們以這種全然自由及擴展的心在大自然間騎乘時，就可以感受到所謂的「身邊劃過的風景、天空飄過的雲朵、路邊經過的花海、潺潺流動的山谷小溪，都是來協助、支持我們與整個萬有連結」的超然境界。這不是幻想，是一種超越表象的合一感受下所得到的美妙體驗。

　　為什麼多數人單車環島結束後，返回日常作息時會訝異心境竟然有了大改變，看事情的視角也開始變得不同，很大一部分是因為當下把我們暫時帶離了思緒或內在的困境，意識重新斬獲清明。從另一個角度來看，我們被當下「洗淨」療癒了。」

　　作者期許這是一本能夠帶給人希望、喚醒人們內在力量的書，我想她做到了。看完這本書之後，相信很多瑜伽的愛好者，都會鼓起勇氣親身體驗「9天自行車環島」的挑戰。

　　對我這個已經環島 18 次的人來說，我想我應該要開始來學習瑜伽心流了。相信我的第 19 次環島，將會是一場更有深度、更美好，「動中求靜」的全新體驗！

巨大（捷安特）公司前執行長

羅祥安

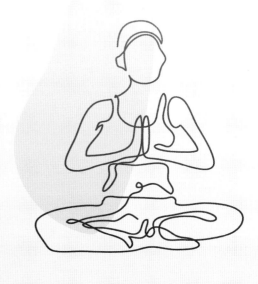

推薦序

藝術與瑜伽之內在對話

　　藝術家的敏感性雖然讓我們容易產生創作靈感，回想第一次與 Kaivalya 老師見面時，正處於低潮狀態的我，內在容易與自己打架，身心靈都好疲憊，整個人就好像掉進黑洞一樣，總是有好多負面念頭，想往前努力衝事業，又被黑洞拉住無法前進，導致自律神經失調，因此當時除了看醫生，我也試著透過心理諮商等相關方式，讓情緒可以穩定，但是似乎治標不治本，困擾了好一陣子。

　　有天朋友推薦我找 Kaivalya 老師協助，感謝那位朋友，我既緊張又期待的去與老師見面，老師得知到我的情況後推薦我做瑜伽，先從鍛鍊好身體入手。當時的我雖然不曉得昆達里尼是什麼，就覺得做就對了，沒常常在做運動的我，每週大概會練習 3 ～ 4 次左

右。一開始身體累得要命，心中咕噥道，天啊我是到了少林寺嗎？有一次我記得我好像連續做了 6 天，幾乎是每天都在練，超級認真不敢偷懶。

就這樣持續練習了一陣子，我覺得自己開始慢慢有些改變。我說不上來是什麼，從一開始做瑜伽時覺得累，以及可能是情緒釋放的關係想哭的情緒轉換成喜悅，做完瑜伽後走路好輕盈，老師上課說的話和動作對我來說都是一種溫柔的力量；平時如果受挫折，或是有些負面想法，也忽然會聽到心中有聲音被支持的感覺，例如印象很深刻：「你就是一朵很棒正在綻放的花」等等這種很可愛的聲音，那是我第一次用自己的身體去體驗到，原來我內在是有力量的，而不只是知道。老師的課真的給予了我很大的力量，還出現了小小的腹肌呢～畢竟是少林寺，哈哈！朋友還說我臉好像也不同了，可能變美吧？相由心生，騙不了人～

學習瑜伽，創作上也讓我有了很多啟發。創作最需要的是誠實以及純粹，我時常在做瑜伽時會回想到小時候開心畫畫的時刻，那個回憶是最寶貴的。創作現在是我的工作，在商業當中我必須得抓到一個平衡，我真的很喜歡畫畫創作，嘗試各種不同的媒材，這股很想玩新東西的感覺，在長大後你會發現是很珍貴的，昆達里尼瑜伽似乎讓我回到最純粹的自己，那份單純喜歡畫畫的初心，也讓我

擁有了看世界不同的角度，樹木落下葉子，就這樣，我都覺得好美，有時候覺得樹木是在跟你打招呼，我們本來就是大自然的一部分。做完瑜伽走在路上全身細胞耀動但又平靜，看著眼前的一切都覺得好美，當時的自己開始比以往更敞開，那陣子我也創作了以往不同的嘗試，每天都好期待能夠玩什麼新的東西，也好期待上課，每月課程一開，我大概跟搶演唱會票似，投入昆達里尼的身體心與靈真的好開心，好多東西似乎都清晰了，好喜歡這樣的感覺，每天都活在喜悅中，當然也會有很煩的事情，那些情緒透過練習不會停留太久，也許轉個念頭，或者先看著那個情緒，亦或好好的在當下，便也不會輕易落入黑洞，但這個部分是永遠的課題，現在也還在練習中。

　　老師上課說的話總是給了我好多力量，每次課程結束，我都會記下當天的金句並且放在心中。我有一次問老師會出書嗎？終於，等到了老師即將出書的消息好開心，我覺得這本瑜伽心流書將成為我睡前、起床前會讀的書，很感謝老師總讓我在最無助、低潮、受挫時，給予我力量和平靜，也讓我更了解昆達里尼瑜伽。以上都是我肺腑之言，真心不騙。很推薦大家看看這本書，或許可以刺激你對許多事物或者是世界有不同的看法。

藝術家
周依

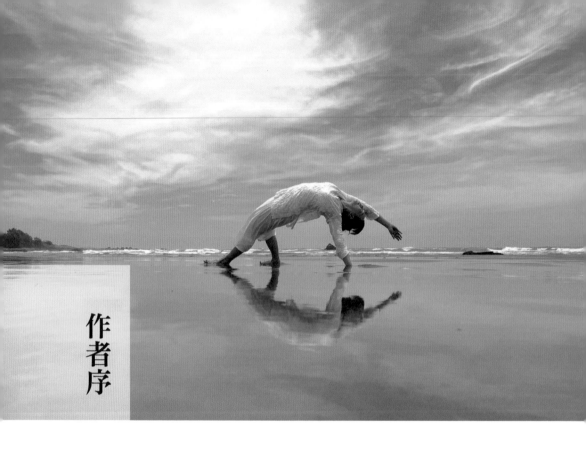

瑜伽心流，在行動中找到喜悅
及安住當下

　　在踏入瑜伽領域之前，我其實不運動，而會開始嘗試瑜伽，並不是為了身體健康或體態健美，也不是為了尋找自我或打發時間，更不是為了什麼跟宇宙作連結，只是因為生日到了，想送給自己一個生命禮物，我很少送自己生日禮物的，而那一年，這樣的舉動，就改變了自己一生。

　　後來開始教瑜伽，那時候是「瑜伽界的戰國時代」，與現在

的「瑜伽界的魏晉南北朝時代」不同，瑜伽老師各具有個人風格且幾乎都有自己的小教室的，但台北只有 3 ～ 4 家大型瑜伽會館，而我自己就在其中一間教學。當時的瑜伽老師不是在跑課，就是跑瑜伽會館練習。那時候的自己也是一樣，不是在練習瑜伽，就是教瑜伽，不然就是往瑜伽教室的路上前進。在邊教學邊進修的狀態下，自己深度練習過好幾種派系，每個派系都是 2 ～ 3 年的光景起跳，而這些時光讓我真正學習到的並不是更多的動作或是很厲害的體式，而是讓我深刻體驗到，每個派系都有讓人打從心底起敬的神聖之處，每個派系都有其獨特的精髓及精神核心。

所以即使現在的自己已經是帶領培訓團隊的昆達里尼瑜伽首席培訓師，還是覺得沒有哪個瑜伽派系是最好的，適合當下自己的瑜伽就是好瑜伽。只是什麼是適合當下自己的練習，很多時候並不能從喜惡去判斷，而是需要從意識去連結。也許一開始你不喜歡的，才是真正能轉化你的機緣。昆達里尼瑜伽對於我，初始的時候，就是這樣獨特的關係。

在這些年的練習光景裡，我深度練習了多數人都在進行的靜態動作，也接觸了串連性的動作模組；嘗試了宗教團體的靜坐，也用了十幾年的時間練習了涵蓋多種元素的昆達里尼瑜伽冥想。從單純的瑜伽動作練習，進入到深度冥想、自我探索的身心靈領域，是我

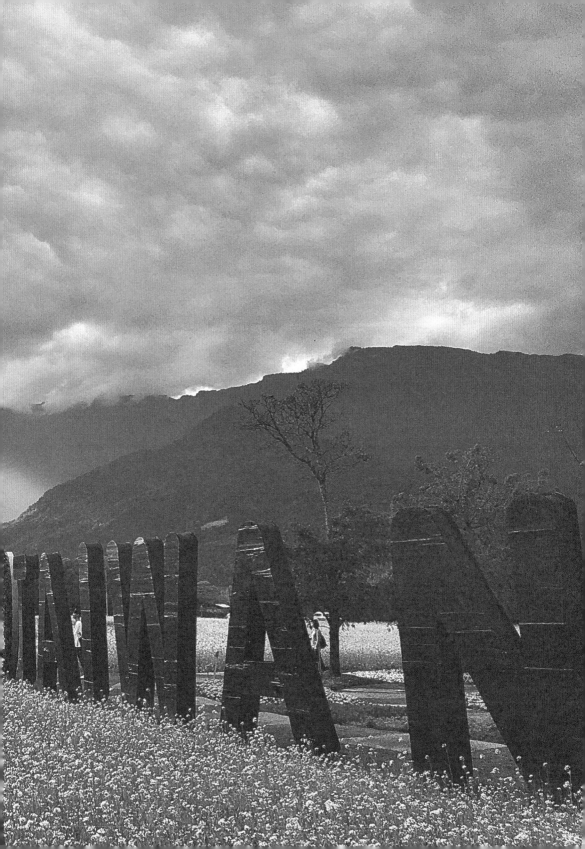

始料所未及的。

　　原來瑜伽可以把人帶到如此深度滋養與擴展的境界。

　　在瑜伽的道路上，其實沒有太多的想法，有的只是堅持，這是一條邊體驗，邊敞開，邊得到的旅程。

　　還記得自己從多年以體式練習為主的領域進入昆達里尼瑜伽著重內在探索的練習時，對於所謂的靈性一點概念都沒有。上師資培訓時，課堂裡聽到「無限」，筆記上寫的是「無線」，還在心裡面納悶這個課好特別，領域也太廣了，還講到網際網路。想想當時靈性小白的自己，真是傻。但後來其實很慶幸自己的起點是張白紙，沒有太多的框架，因此可以體驗得很純粹。這條路其實不容易走，小我會不斷地跳出來挑戰你，但我走得很踏實。

　　有句話說的好：「所有走過的路、經歷過的事件，都會變成滋養自己的養份。」

　　早期的哈達瑜伽動作及皮拉提斯的練習，開發了我對身心覺察的能力。後期的動態 Kriya 練習，讓我體驗到所有一切包括念頭，都是能量，所有的行動都可以在一種流動的意識下進行。曾經涉足宗教團體裡的靜坐經驗教會我體悟當下的發生。後來的昆達里尼瑜伽冥想練習帶領我進入所謂的深層定靜及內在奧妙世界的探索。就連在大學時期研讀過的「美學」課本裡所接觸的哲學，那些榮

格、叔本華等人的論點也深刻地影響了現在的我；甚至有 1～2 年什麼都沒做的時光，也是堆疊現在的我的重要基石。在我們的生命裡其實沒有任何一個階段在白費，每段發生都造就了後來的自己。也是因為這些在瑜伽領域裡的浸潤體驗促使了自己可以用更敞開的心去探索生活裡的新事物，所以怕水的自己開始去學游泳；憑著一股心念，就帶了幾個學生遠赴西藏岡仁波齊神山轉山；去了印度 Goindwal Sahib 唸行 84 段階梯；2018 年完成了自己第一次為期 9 天的自行車環島；2020 年及 2022 年憑著一股傻勁及莫名的熱忱，組織了瑜伽人群體單車環島，2023 年更因為這些順著心念的行動與如實的體驗，寫下了《瑜伽心流——喚醒覺知與行動的力量》這本書。

其中要感謝的對象很多，特別是那些曾經遇過的教導，讓我能夠如實地落地體驗。感謝在我的生命體驗行動中，協助過我的人。感謝我的靈性老師 Guru A.G Natraih 對我的教導及祝福，他曾經面提過至今仍影響我至深的話語：「一個教學者不能大過他的教導，在所有的教導之前，一個教學者要懂得謙卑。」感謝晨星出版集團的邀約，有了這本書的問世，尤其感謝莊主編及編輯對這本書原意的尊重及重視。謝謝 Alicia 總是提供各種寶貴意見給我。也謝謝捷安特旅行社，特別是協理蔡嘉津先生、主控謝政叡先生各種資源協

助。更要謝謝我的家人及學生群們全心全力地給予各種支持，支持
這本書誕生。

收到這本書邀約前的一個月，我的 Guru 對我說：「接下來妳
會出一本書。」因此，在正式動筆寫這本書之前，我的內心投射了
一個意圖，如果這是一本已經被祝福了的書，那希望它也是一本能
夠帶給人希望、喚醒人們內在力量的書，一本讓人閱讀完能夠感受
到自己內在世界豐彩的書，才不枉它來過這世上、佔過一席之地。

謝謝你願意放這本書在你的手上。

也

謝謝宇宙讓這本書來到你的手上。

謝謝每位成就這一切發生的朋友。

謝謝賦予我生命的～

戴西東先生、張麗卿女士。

Kaivalya 戴秀釗

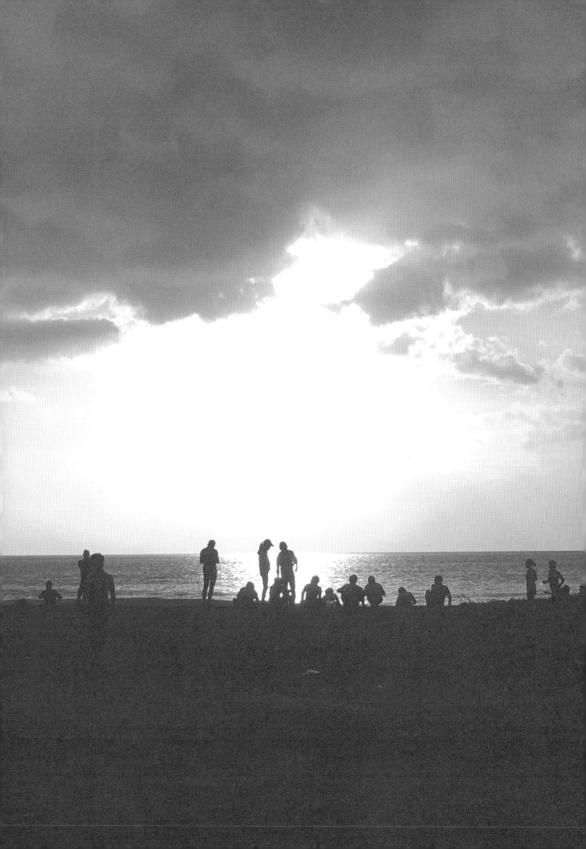

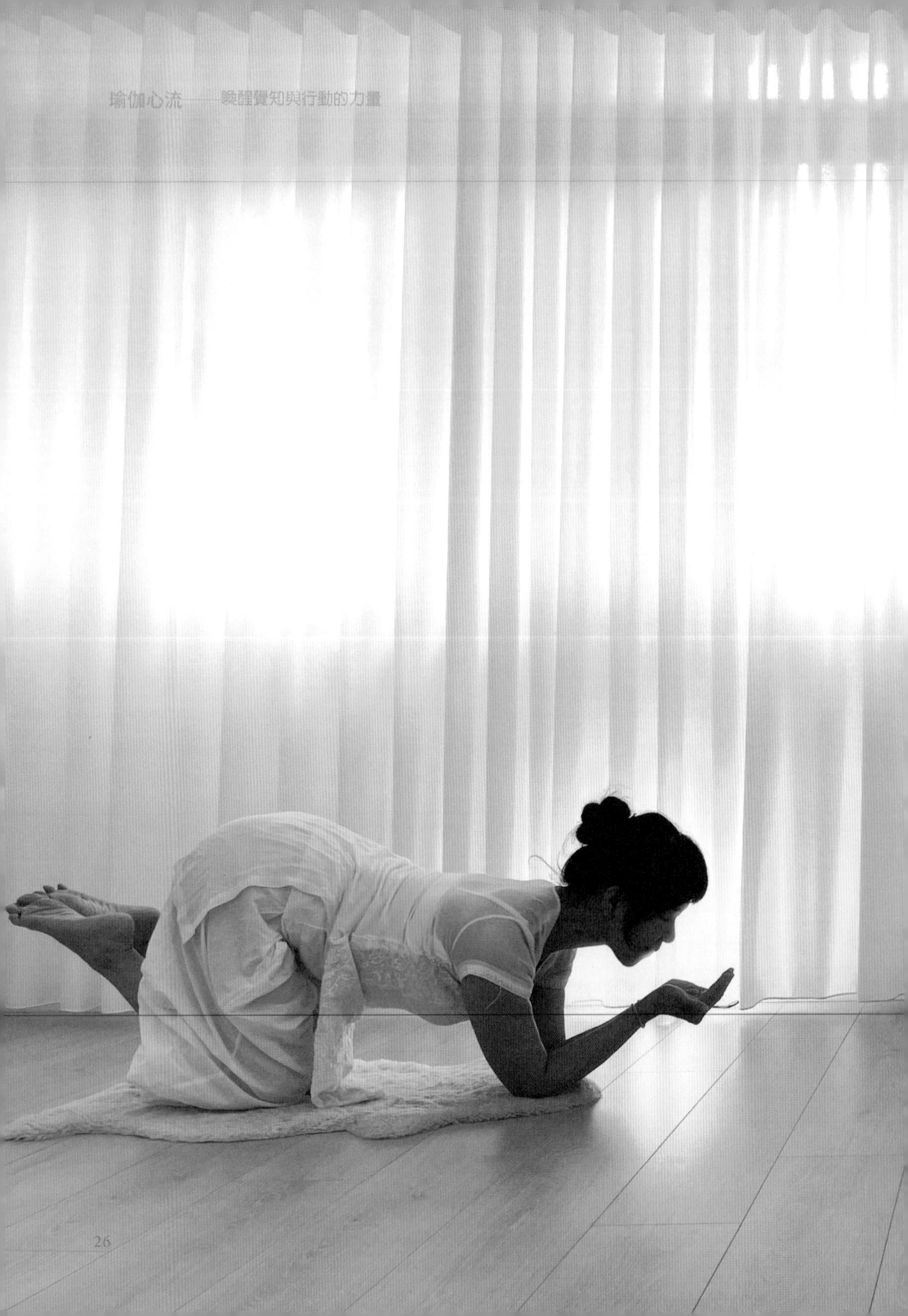

01
心流意識

開啟一切行動的意識狀態

瑜伽心流開啟了一切行動

　　多數的瑜伽練習者無論初學或資深應該都有以下類似的經驗——即使練習的當下再怎麼酸緊、挑戰，練習結束後卻有一種說不出來的極度放鬆的舒服感受，而且這樣的覺受會不斷地在身體裡蔓延開來，持續好幾個小時；身體彷彿啟動了重新排列組合的機制，每個部位都得到了深度釋放及滋養；腦袋裡的思緒也開始放慢，但意識卻反而更加敏銳，本來擔憂煩惱的事好像也沒那麼固著地困住自己，呼吸更加順暢，甚至可以感覺到身體裡的每一個毛孔也都跟著心跳一起有節奏的律動、呼吸著，隨之而來，心情也開始有了極大的轉變。

　　猶記自己初練瑜伽半年後的某日下課，當時已近深夜十點，走在前往公車站牌的大馬路上，心是雀躍的，腳步是輕盈跳動的，嘴角是上揚的，內在有一種莫名的篤定感覺，即使已經過了許多年，這種的美妙感受還是難以忘記。這一幕之所以難忘，是因為對當時的自己來說是從來沒有過的身心感受——沒有緣由的喜悅，不用刻意努力的心開。

　　然而，這樣的感受其實無法持續太久，回到現實生活後，這種「世界真美好」的感覺通常也就隨著生活大小事件開始打折。不久

之後，還是會被煩擾的事困住，心智運作又跑回了舊模式。恐懼、擔憂、憤怒的情緒並沒有完全不見，只是可能被瑜伽練習裡的美好氛圍感受粉飾、填平，偶爾噴發出來，才又開始懊惱——「我怎麼會這個樣子？」、「Shanti Shanti Shanti，Peace Peace Peace，練習瑜伽的我不是應該平靜如水、淡定自若的嗎？」

因此，如何將練習之後比較高頻的意識狀態、情緒模式穩定下來，讓自己不再那麼容易被舊模式、過往故事干擾，把瑜伽的擴展意識流淌進生活裡，或許是我們練習瑜伽到一個階段後應該要精進、努力的方向。

只是單純地進行瑜伽動作練習並不會讓我們真正地從心智、情緒……等舊模式的牢籠裡出來，但練習瑜伽時所產生的美好又是那麼真實，如果這份美好感受可以持續不斷地在我們內在一直待著該有多好，如果又可以不僅在我們的感知覺受上，而是能夠深入到內在，讓我們找到心裡平靜與喜悅兼具的純粹真實，那就更好了。

如何讓自己可以持續地保有這個狀態，就是這裡想分享的「瑜伽心流」。

當一個人的內在可以時常處在穩定和諧的脈動裡，那麼這個人會過著不同於過往的人生，即便他的生活作息、工作型式、週遭環繞、人際關係並沒有太大的改變。

　　心流（flow）一詞其實不是來自瑜伽，它是西元 1975 年由匈牙利人米哈里‧契克森米哈伊（Mihaly Csikszentmihalyi）所提出的心理學概念，指的是當人將全部的精氣神完全地投注於所進行的活動時，其中所產生的專注、沉浸、消融、全然的意識狀態。

　　這種狀態跟瑜伽、冥想進行時的意識轉變如出一轍。而比較大的差別是當瑜伽的練習結合有覺知的精微意識時，其中透過對自身全面性的（身體、心智、深層意識）的持續鍛鍊，會讓我們經驗到我們自體深處本來就具有這種深度脈動、穩定流動的品質，並且可以透過覺察式的臨在，讓自己可以時刻地處在心流（flow）的意識狀態裡。

　　瑜伽心流的立足點是，和諧的流動本來就存在於我們自身裡，並不是練習瑜伽、冥想才產生的，只是透過瑜伽、冥想練習可以幫助我們移開碰觸到這些脈動的屏障。這樣聽起來不是很棒嗎？我們要的都已經在了，重點是怎麼與它相遇，怎麼去連結到它，並且透過這個連結幫助我們體驗生命的美好。

　　它無法被練出來，因為自有生命以來，它就已經存在了。

　　而在瑜伽裡要能體悟到持續性的心流意識，通常具有以下幾個條件及特性，但即使我們這樣說，如果你處心積慮想要從這些特性

裡去找心流，那也是無法的，不懷心思地投入練習，才會遇見。

一、帶著覺知的重覆

　　瑜伽練習裡，我們常常在做重覆的事情。重覆練習同一套呼吸，重覆練習拜日式（Surya Namaskar），重覆吟唱同一段梵唱（Mantra），每天固定在同一個時間起床練習、每週固定在同一個時段進入瑜伽教室。沒有覺知的重覆會讓人感到機械式的枯燥及無趣，而帶著覺知的重覆不只會讓人擺脫這種機器式的感受，還會讓人逐步地往內在深處走，並且體驗到什麼叫忘我後的浸潤。「浸潤」式的重覆會讓人體會到即使是重覆性的行動裡，也有很多新鮮覺受在內在發生。

　　在課堂裡，身為教學者的自己也常提醒學生「記得把每一次練習都當做是第一次練習」，規律練習下的身體當然不會像初學者一樣生澀，身心會累積一定的練習厚度，但如果我們有著「每次都是第一次」的練習心態，那麼我們就可以在每次的練習裡帶著新鮮的心境及視角去體驗在這個練習厚度下可以體驗到的東西，就可以在每次重覆的練習裡，得到迴異於前次的獨特感受。

二、和諧的脈動

重覆會產生一定節奏的脈動、振動，這會讓我們從表層意識進入到內在深層意識，甚至和更深的生命（宇宙）意識做連結。而當我們能夠與更深層的生命意識做連結時，人會進入一種深度的內在寂靜裡，並且在這樣的深度寂靜裡繼續感知更精微的脈動，很多內在的直覺訊息都來自這些更精微的脈動，這是為什麼會有人說「去聆聽你內在的聲音吧！」，其實指的是進入到你內在深度的寂靜裡去感知吧。這裡的聲音或脈動跟欲望無關，它來自於純淨本質，它的運作是以一種和諧的律動方式進行的。它來自於寂靜，卻是流動的；它充滿生命力，只是很安靜。所以在瑜伽練習所運作起來的心流意識是跨越動靜對立的二元性，和諧而沒有衝突，它的生命力飽富在我們的內在深處。

在瑜伽課裡，最能感知到和諧脈動的發生，是透過我們的心跳、脈博及呼吸，特別是課程到了後段進入大休息，在一切都靜止下來時，這些體內脈動會特別鮮明。這時躺在地板上，甚至可以感受到身體彷彿變成一座海洋，脈動伴隨著血液從心臟被壓縮出來的節奏，一波又一波的穩定律動著，就像浪潮一波波地湧上岸一樣。

其實我們不只可以透過脈動向內連結，在瑜伽練習裡，我們也

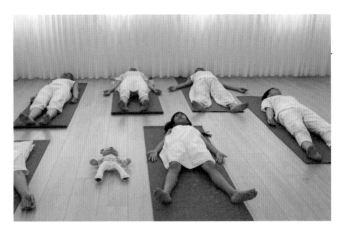

大休息。透過大休息可以讓人覺受到內在深層脈動，也可以讓人體驗到深度寂靜。

常透過脈動和外界形成連結的網絡。最常見的是瑜伽課裡的梵唱，當我們連續唱頌一段時間後，所有的聲音都戛然而止時，常可聽到窗外群鳥齊鳴，繼續回應著彌漫在空氣中那沒有聲音的能量振動，那樣的振動回應會讓人深刻又真實地覺受到所有行動都處在一種被宇宙支持、包覆的連結裡。

三、神奇的頓點

瑜伽練習裡特別強調呼吸的協同參與，而在呼與吸，吸與呼之間無論節奏進行地多快、多慢或多自然，只要我們夠覺察，就可以發現這中間存在著不被控制的頓點，它不是刻意地憋氣或屏息，在瑜伽教導裡這個頓點被稱之為「可以進入空無、零（Shunia）的入口」。

空無或零的境界，指的是一種深度的寂靜狀態。在這個狀態裡

存有著無限的可能。從這個頓點入口往內走，人的心念會暫時懸止，它就像是念頭的休止符。這個頓點稍縱即逝，需要非常靈敏才能覺察。當念頭可以透過覺察到這個頓點且暫時安靜下來時，情緒在這個片刻就不會起波瀾，那麼從某個角度來看，我們就處在一種全然的自由裡，流動必須在全然擴展、沒有邊界的自由狀態下才會發生，這就是為什麼練習瑜伽，若要能夠達到持續性的心流狀態，能否覺察到這個頓點，非常重要。

　　另一個重要的頓點體驗，就是每個瑜伽派系一定會做的大休息。這個看起來不怎麼起眼的體式，甚至有些人為了趕上班而選擇略過的動作，為什麼這麼重要？因為它不只是一個休息，它是一個將前面練習裡喚醒的能量，重新分配、沉澱、清理、重組的過程，它也是讓我們身心重新找回空間、釋放內在深層壓力的重要環節，它可以引領我們用一個全新的狀態進入下一次練習，它是讓整體瑜伽練習有節奏地運作起來的重要銜接點，它是結束，也是開始，從「頓點」這個角度來看，它和呼吸一樣扮演十分重要的角色。

　　有人說人的一生就是一次吸吐而已，出生的時候開啟了吸氣，接著吐氣，生命就結束了，在這一長吸、一長吐之間，讓我們深度涉足其中的人生過程，其實不過就是不經過刻意屏息控制的片刻頓

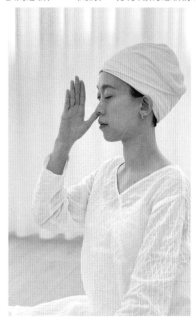

呼吸法。吸吐之間的頓點會讓人進入沒
有邊界的擴展。

點，如果我們夠敏銳地覺察，那麼我們就可以在看似複雜的人生
中，以體驗之心知曉並真實地生活，如果我們不夠察覺，那麼就可
能庸庸碌碌地睡著過完一生。

為什麼覺知這些頓點對瑜伽心流的運作這麼重要？因為頓點是
找到內在和諧能量脈動的關鍵，觸碰這個頓點按鍵，生命之流會像
一首和諧的曲子，平順流暢地被彈奏起來。

四、保持投入不評價

這是練習有能力全然專注的方法。有人會說：「噢！我太愛瑜
伽了，但我不喜歡弓式」、「我不喜歡這個老師教學，太簡單了，
我現在都做有難度的練習。」當我們內在還存在著「喜歡、不喜

歡」、「想要、不想要」這樣二元對立的心智運作，練習就不可能往內在深處走，也無法進入更深層的意識狀態，什麼流動、覺察就更不用說了。但確實有些動作或練習是頗具挑戰的，難道我們要在心裡面欺騙自己，不喜歡也要騙自己很喜歡嗎？當然不是，有時候可以換個角度看——「我會遇到這個目前的我覺得有挑戰的練習，也許是因為我的身體需要它來做調整，當我開始感覺到這個練習得心應手了，表示我內外狀況都調整的差不多了。」當然前提是進入練習時是安全、覺察、不躁進的。

有能力換個視角看事情，調節小我喜愛貼上標籤的習性，可以讓我們更覺察地帶著一顆自由、敞開的心，進入體驗，處在當下。

五、專注但不執著

「上一次的練習經驗實在是太棒了，真希望今天的練習也一樣美好。」、「為什麼昨天可以做到那個動作，今天卻不行，真是太糟糕了，我明明可以的。」這其實是蠻容易發生的行動經驗迷思，不只限在瑜伽練習裡。瑜伽教導裡總是提醒不要帶著期待去練習。因為期待會帶來固著，會讓人在行動間過度目的性，沒有辦法處在靈敏的狀態下，去覺察當下每個片刻，這樣反而會讓意識、能量停

頓、卡住，無法處在流動裡。每一天都有每一天的身體狀況、情緒狀態、環境變化，我們只要接受這些狀態並且專注在其中，把每一次感受，不管是好的還是沒那麼優的，都當作是體驗生命的過程，那麼我們就能夠經驗到何謂「內心不役於外物」的自在與美好。

六、收縮及適當的挑戰

瑜伽練習裡有很多看似不符合人體工學的凹折動作，也有一些看似簡單但其實頗具挑戰的冥想。除了有其相對應於身心調節的效應外，這些看似壓縮及帶給身心暫時性緊繃的練習，其實有很大一部份，是為了收成在收縮之後所帶來的擴展，就像心臟的運作一樣，透過收縮，新鮮的血液才能被順暢地輸送出去。收縮後的釋放會帶來擴展，擴展會打開身體及內在的空間。而收縮如果作用在腺體上，可以幫助身體排除毒素，帶來清理，毒素也是一種干擾身心健康的障礙物。人一旦少了干擾、負擔，便會感到神清氣爽，內外在的流動也就能夠順暢起來。

其實就連看起來只是坐著閉眼的冥想，也會遇到很多挑戰，例如感到無聊、昏沉、想睡、煩躁、甚至憤怒的情緒，但如果我們在過程中能夠接受這些發生，不去對抗或排斥它，繼續回到練習裡，

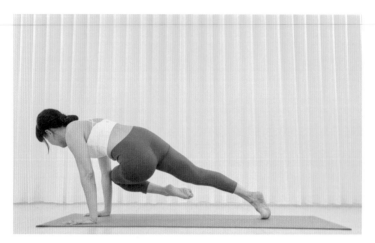

適當的收縮、挑戰會迎來擴展。

那麼就有可能跨越它，這樣的跨越也會讓我們在這個過程中，得到更多體驗，帶來前所未有的擴展。

七、一定的自律能力

在瑜伽的起源地印度，不管是哪個派系，瑜伽練習只要到一個階段，就會被建議進行 Sadhana，即每日的自律練習。很多人一看到自律就會直接聯想到「枯燥」、「沉悶」，「無趣」、「被限制」、「一板一眼」、「無法隨心所欲」、「無法做自己」等字眼，然而事實上，剛好相反，自律的人具有行動力量且有能力打破框架。想練習就練習，想放飛自我就放飛自我其實是被「想要」所綁架，想要是欲望，並不是內在真實的聲音，當我們被欲望牽著走，真正需要做的事情就做不了了。所以自律不是為了與眾不同，也不是為了堅持什麼，自律的人會因循規則，卻又能夠在實踐之

後，打破規則對他內在的限制，能夠同時得到實踐後的豐碩果實及破除框架後的自由。真正自律的人會過著豐采自在的人生，而這也是瑜伽練習裡，心流意識流動下，很珍貴、重要的行動品質。

八、有覺知的身體及感知能力

身體是我們向內感知精微的高層意識及向外體驗生命、和他人連結的重要媒介，但只靠身體是不夠的，還要有靈敏的覺察力。曾經在一次瑜伽課程銅鑼敲擊結束後，一位初次體驗的女士一臉困惑地跑來探問「為什麼躺了那麼久，都沒有敲銅鑼？」而事實上，可以被形容為響徹雲霄的銅鑼聲整整響了 45 分鐘，她的耳朵並沒有問題，是她的聆聽不在連結裡，也就是不在覺知裡。如果我們不在覺察裡，就很難在體驗裡感知到內在深層的意識狀態，即心流狀態。

瑜伽和其他運動在感知的運作上有些許不同，在一般的行動或運動中，通常是大腦傳遞指令讓身體的各個部位協同做事，在瑜伽的練習裡，當然也需要這個過程，但瑜伽的練習會再往內走深一點。瑜伽練習系統裡，認為人的身體各部位有各自的感知系統、覺察能力，各部位有自己的知曉，如果我們可以在練習裡透過意念在各個部位建立好的模式、好的印記，那麼我們就可以在行動上更加

地敏捷及專注，而當身體任何一個部位發生變化時，也能夠比較靈敏地覺察到並且做出較合宜的調節及選擇。

　　以下我們就針對不同的關節部位給予個別的相對應建議，以喚醒圍繞在這些關節旁的組織的醒覺能力。為什麼是從關節呢？因為關節在骨頭之間，骨頭之間的相對位置若是適當，週圍的肌肉也比較不會糾結，關節也會有足夠的空間，裡面的軟組織也比較不會摩損、消耗，行動才能流暢，能量及覺知意識也才能夠順暢地在體內流動起來。

1. 有覺知的手掌及腳掌

　　有句話說的好：「手是突出於身體表面的大腦」，其實腳趾也是。當這些位於身體末稍的手指頭、腳趾頭開始呈現緊繃的狀態時，這樣緊張的訊息也會反向地傳達到大腦，身體便非常容易產生疲憊的感覺。所以手掌、腳掌的狀態在行動的過程中非常重要，它甚至影響到我們能不能帶著體驗的心情、享受的意識狀態來完成我們想做的事情。相反地，如果神經系統過度緊繃或大腦思緒過度紊亂，不自覺地頻繁動手指頭，也是身體正在發出需要放鬆及調節的警訊（其實腳趾頭也會，只是包在鞋襪裡不易被觀察到）。

　　手指頭、手掌心如果過度僵硬很快就會造成肩頸部位的不舒服，而腳趾頭、腳掌若是過度緊繃，也會加速雙腿疲憊感產生，甚至在行動中造成小腿抽筋。

　　手掌：有時候手腕疼痛，是因為手掌心太緊的關係，而這種狀況如果不處理，也會影響肩頸，讓肩頸變得僵硬。

有覺知地體驗手掌，你可以這樣做

1. 張大手掌：握緊拳頭再張大手掌 10 ～ 15 次。

　　當掌心的四週都能夠平均使用時，手掌的中心會像腳底足弓一樣，起出一個像吸盤的凹槽，它可以讓我們在使用手掌練習動作或行動時，產生緩衝的避震效果。

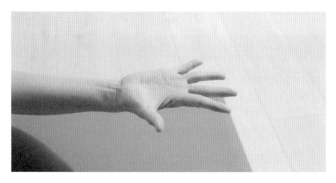

具有像吸盤凹槽的掌心。

II. 下壓手指根：在地板上或桌子上，下壓指跟（指丘），力道適宜即可，切勿過度過力。

這個動作主要是在喚醒手掌心前緣向下紮根的力量。在無意識的狀態下，當我們的手掌進行向下施力時，多數人都會把 80% 以上的力量壓放在手掌的根部、接近手腕的地方，這個練習可以避免掌根過度下壓，也可以間接舒緩肩膀。

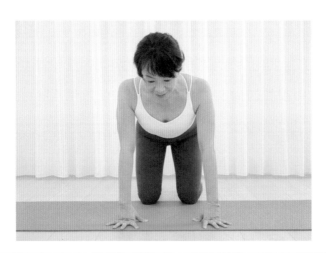

腳掌：平常我們的腳實踏在地板時，並不是平貼在地的，穩定的站立其實需要四個點協同合作往下紮根，帶起弓足。這四個點個別是大拇趾後側的大腳球、小趾後面的小腳球、腳根內側、腳根

外側，當我們平踩時，如果能夠有意識地啟動這四個點，也會提升雙腳向上支撐軀幹的能力，進而保護我們的踝、膝、髖、脊椎等關節。

有覺知地體驗腳掌，你可以這樣做

I. 撐開腳趾頭：

這個練習，可以幫助腳板前側拉寬，幫助大小腳球向下紮根，也可以舒緩腳掌的緊繃。有些人一開始要把腳趾頭撐開是困難的，因為那通常也代表神經系統或大腦較為緊繃，需要有耐心且持續地練習。

II. 上提、下壓腳跟：

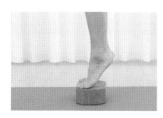 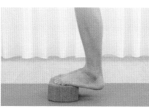 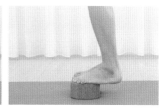

腳跟上提。　　　　　　腳跟下壓，低過瑜伽磚。　　　腳跟和蹠骨（大小腳球）跟高

腳踩瑜伽磚，手可扶牆，上提下壓腳跟 5 ～ 8 次。最後維持水平高度 30 ～ 60 秒。整個過程中，儘可能拉寬腳底板前側。

這個練習可以讓腳板前側更有覺知地下踩，並且更有意識地使用腳跟，也可以幫助踝關節的穩定。

2. 有覺知的手臂及肩膀

手臂及肩膀的相對位置往上會影響頸椎，往下會影響胸廓、肋骨，它跟日常的行動習慣有關，以下兩張示意圖陳述了中立的肩膀跟圓肩的差別及影響，了解了兩者的差異，我們也才能夠在日常生活中覺知自己肩頸姿勢並且加以調整。

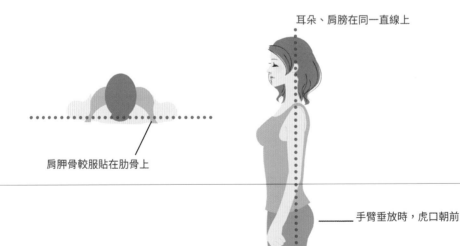

耳朵、肩膀在同一直線上

肩胛骨較服貼在肋骨上

手臂垂放時，虎口朝前

▲肩膀中立示意圖

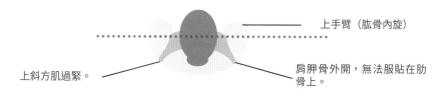

上手臂（肱骨內旋）

上斜方肌過緊。

肩胛骨外開，無法服貼在肋骨上。

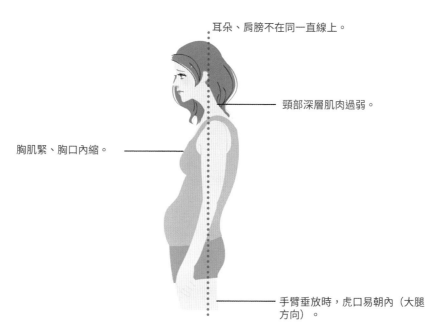

耳朵、肩膀不在同一直線上。

頸部深層肌肉過弱。

胸肌緊、胸口內縮。

手臂垂放時，虎口易朝內（大腿方向）。

＊易產生的問題：
・血液不易向上輸送，大腦供血不足，易昏沉、疲累。
・胸前過緊，直接影響心臟、肺臟的運作，呼吸易不順，容易影響情緒。
・易影響睡眠品質。

▲圓肩示意圖

有覺知地體驗肩膀、手臂，你可以這樣做

第四章裡的 2-6 趴姿擴胸開肩（p.224）、2-7 蝗蟲式（p.226）、4-1 肩胛骨活動及側彎（p.236）、4-5 牛面坐三頭肌伸展（p.242），都是對頸肩及手臂很好的調節動作。

3. 有覺知的膝蓋

人一旦老化最容易退化的兩個大關節，一個是肩膀，另一個是膝蓋。膝關節主要是靠大腿的四條肌肉（股四頭肌）來穩定，尤其是內側及外側必須要平衡使用，以讓膝蓋在行動之間能夠保持朝向腳尖方向，以減緩膝蓋耗損，因此我們需要時常鍛鍊股四頭肌。另一方面我們也需要知道該怎麼站，對的站姿習慣會減緩膝蓋老化的速度，延長我們用雙腿去行動、體驗生命的年限。

以下兩張圖示意膝蓋正常位置的穩定站姿及膝蓋超伸的硬推站姿的不同，一個有明顯上提身體的輕盈感，另一個顯得笨重且身體的前後力量不平衡。

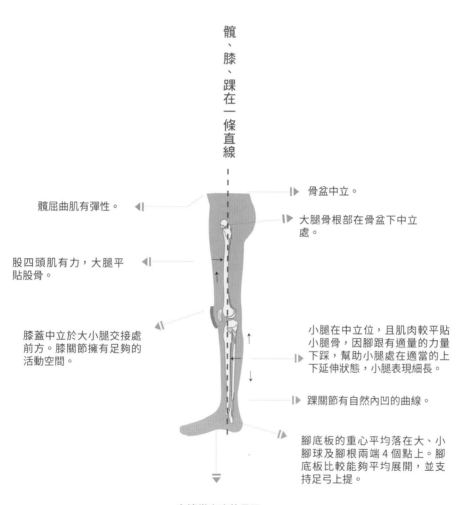

髖、膝、踝在一條直線

髖屈曲肌有彈性。

骨盆中立。

大腿骨根部在骨盆下中立處。

股四頭肌有力，大腿平貼股骨。

膝蓋中立於大小腿交接處前方。膝關節擁有足夠的活動空間。

小腿在中立位，且肌肉較平貼小腿骨，因腳跟有適量的力量下踩，幫助小腿處在適當的上下延伸狀態，小腿表現細長。

踝關節有自然內凹的曲線。

腳底板的重心平均落在大、小腳球及腳根兩端 4 個點上。腳底板比較能夠平均展開，並支持足弓上提。

有適當高度的足弓。

▲膝蓋正常示意圖

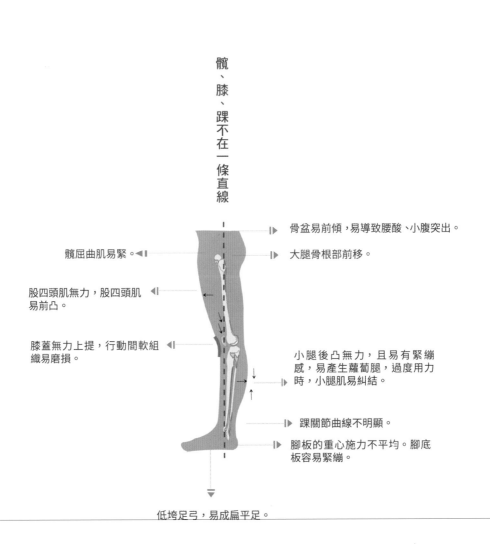

髖、膝、踝不在一條直線

骨盆易前傾，易導致腰酸、小腹突出。

髖屈曲肌易緊。◀️

大腿骨根部前移。

股四頭肌無力，股四頭肌易前凸。

膝蓋無力上提，行動間軟組織易磨損。

小腿後凸無力，且易有緊繃感，易產生蘿蔔腿，過度用力時，小腿肌易糾結。

踝關節曲線不明顯。

腳板的重心施力不平均。腳底板容易緊繃。

低垮足弓，易成扁平足。

▲膝蓋超伸示意圖

I. 雙手抱膝單腳站立：先將左腳以上面陳述的方式調整站立好，再上提右膝蓋，用雙手扣住。停留 8 ～ 10 個呼吸，再換邊。

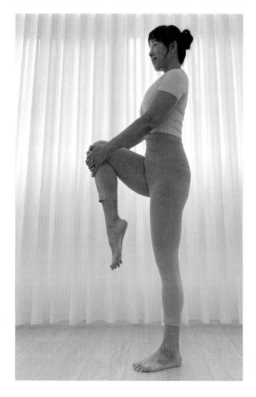

具有像吸盤凹槽的掌心。

II. 所有的站立動作或單腳平衡。

4. 有覺知的髖關節

　　髖關節是人體裡最大的關節，它的活動度及彈性向上會影響脊椎，向下會影響下半身所有的行動，也會影響骨盆腔的血液循環及生殖系統的功能運作。

> 有覺知地活動髖關節，你可以這樣做

　　I. 青蛙臥：為避免膝蓋內側過度壓迫，可以將瑜伽墊兩側捲起成圓筒狀。兩個圓筒的距離依照自己的髖關節柔軟度來決定，將膝蓋到腳跟處的小腿互相平行地放在圓筒上，腳板勾起以保護膝蓋內側。手肘放置在肩下，胸口向前，背不拱起，腰部不塌陷，臀部儘可能的向腳跟的方向移動，感受到髖部的開展及大腿內側的伸展。可停留 2 ～ 3 分鐘。

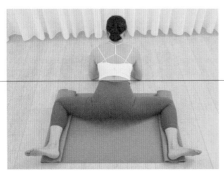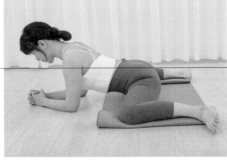

青蛙臥背面 / 側面。

II. 趴臥青蛙：趴臥，雙手掌疊放在額下，兩膝彎曲，膝蓋分開跟瑜伽墊同寬，腳板勾起，腳根相觸，並將相觸的腳跟後移，讓腿型成菱形狀。勿讓臀部蹺起，儘量讓骨盆前側貼在地板上。

吸氣，預備。

吐氣，膝蓋抬起離地，確保腿跟不回拉。可進行 10 ～ 20 組。

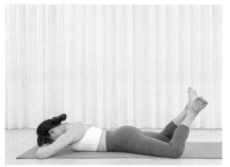 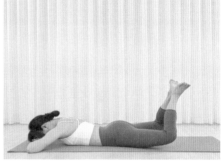

側抬腳 (吸氣)。　　　　　　　　　　側抬腳 (吐氣)。

III. 第四章裡針對單車騎乘後的多數伸展動作，都十分適合髖關節的練習。

5. 有覺知的脊柱

脊椎是人體裡僅次於大腦的深具複雜性結構的部位，它的運作會影響四肢，甚至如果它遭受到嚴重的損傷，以上所有陳述的

關節，幾乎都無法動了。它也跟人體裡最重要的一個氣脈通道———
「中脈 Sushmuna」息息相關，中脈如果無法暢通，生命之氣也就
無法正常運作，覺知能力也很難真正地被喚醒，這是為什麼不管哪
個瑜伽派系，都十分重視脊椎保健。

有覺知地活動髖關節，你可以這樣做

I. 貓牛抬單腳：四足跪姿，單腳向後伸直點地。

吸氣，後伸的腳向上抬起。吐氣，背拱，頭低，膝蓋彎曲進胸
口。10 ～ 15 組後，再換邊換腿。

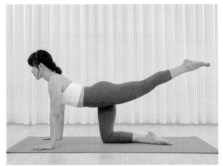
牛式抬腳 (吐氣)。

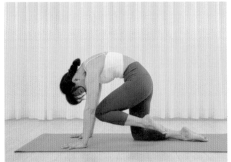
貓式收膝 (吸氣)。

II. 第四章裡的 1-2 貓牛變化式（單腿側伸）（p.212）、
2-3 橋式（p.220）、2-4 大腿內外旋結合側彎（p.222）、2-7 蝗

蟲式（p.226）、3-1 M 字腿貓牛（p.228）、3-6 腳交錯側伸展（p.232）、4-3 髖關節伸展及後彎（p.240）、6-2 半坐後彎伸展（p.252），都是調節脊柱的好動作。

學習運用瑜伽心流，你將獲得 12 種生命品質

以上的八點陳述了在瑜伽練習裡有助於我們體驗心流並且讓它能夠在我們意識、行動裡持續運作的條件，當我們將這些持續性的心流意識狀態運用到生活裡，會帶來什麼特別的發生及收穫呢？

(1) 感知到生命能量（Prana）的流動並能夠運用這樣的生命能量來支持身心活動，不再只用蠻力行動，身體及意識更加地輕盈且有活力，人看起來也比較年輕。

(2) 可以用更高的視角、全新的視野看待所有的發生，並且更具有包容力。

(3) 具有創造力、幽默感及自嘲的能力，而這些能力之所以提升是因為內在的力量變強大了。

(4) 更能夠面對及迎接挑戰，並且不把挑戰當挑戰，只是視它為一種體驗。

(5) 有更好的感知力、覺察力。甚至把原本可能隨時被一觸即發的過度敏感的心智運作，轉變為可以用直覺感知生活並行動的敏覺力。行事之間更有洞察力，不再短視。

(6) 小我在行動之間消彌，時間在行動之間也不復存在，人進入一種忘我、忘卻時間的當下深度專注裡，內在會有一種秩序感，並且感受到所有的行動及意念都在和諧的狀態下運作的。

(7) 知足當下每一刻並為此感到感恩，會有一種不依附於人事物的幸福感由內而生。

(8) 透過瑜伽喚醒的心流意識，會將我們帶往與內在本質的連結裡，並且開啟向內自我探索的道路。

(9) 不再過度執著，懂得放手。不再想著控制，但反而因為內在穩定而更能夠掌控全局。

(10) 在心態上，有能力以赤子之心體驗、玩樂人生；行事上，反而果決、確實且負責。

(11) 不輕易放棄，但也知道何時應該暫停或者適時轉彎。

(12) 不再只做喜歡的事或較容易成功的事，開始嘗試以前不曾想過或體驗過的事，或者原來不喜歡的事，並且在過程中找到熱情及喜悅。

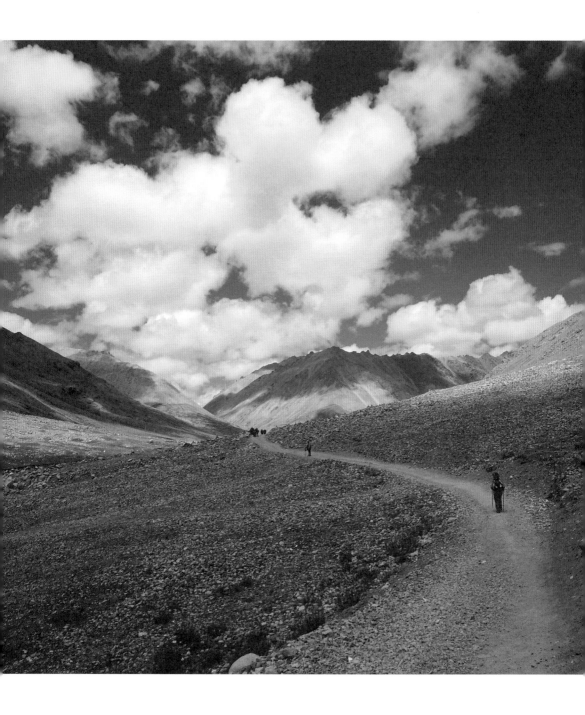

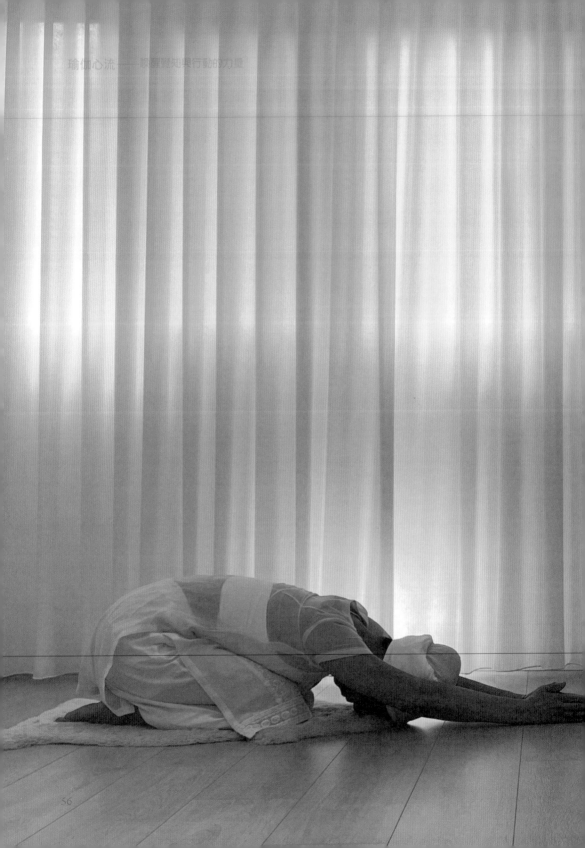

02
心流冥想

喚醒瑜伽心流的最佳途徑

冥想，
協助體驗瑜伽
心流的最佳途徑！

　　前一章節提到，瑜伽練習裡，如果只是伸展身體，很難真正地體驗到持續性的心流意識，這個過程其實需要很多精神力的投注，所以本書列出了八個最能夠幫助瑜伽練習者進入到這種心流意識狀態的條件，如果我們仔細咀嚼，不難發現這八個條件裡蘊藏著以下幾個共同的關鍵特質：覺察、清理、空間、流動、連結、自由、擴展。而在瑜伽練習裡，有一個十分重要的練習方式，可以讓我們有效地達到以上所提的意識狀態，那即是冥想（Meditation）。

　　很多人對於冥想有很多錯誤的迷思，認為冥想只要靜靜地坐著放空就好，事實上，冥想需要極大的精神匯集，它會讓人進入空無（Shunia），那一切都俱足的萬有狀態，不是什麼都不管的放空發呆；它會帶來集中，而不是讓人走向渙散。很多人對它的印象只停

留在它能夠帶來平靜，但事實上它也能引動內在真正的熱情及行動活力。

冥想有很多方式，不同的派別也有各種不太相同的練習方法。剛開始進行冥想的人，其實非常需要被引導。在我自己的練習及教學經驗裡，冥想練習裡如果有幾個可以專注的焦點，會比只是安靜地坐著容易很多，因為它先滿足了心智喜歡東翻西找的猴子特性，順其性而治其性。一段時間後，人就會開始因為專注而進入意識不斷地向內深入的流動裡，在這個流動裡，小我會被拋遠，真實裡的純淨意識會現形，所謂的忘我狀態即在形容這樣的超我境界。

因此這個章節特別挑選九個能夠幫助我們轉化意識的冥想，這九個冥想都是來自於昆達里尼瑜伽（Kundalini Yoga）系統，在我自己的瑜伽練習道途上，深度浸潤練習過很多不同系統的瑜伽，也在裡面體驗過很多冥想。在這些經驗庫裡，昆達里尼瑜伽的冥想最能讓我觸及到內在並且獲得療癒及清理，也確實幫助我在生活裡得到深度轉化及落實。這九個冥想都跟呼吸有關，就像上一章節所言，一呼一吸之間最能夠讓我們感受到和諧的節奏，以及進入定靜的頓點。當然冥想裡還有很多其他有力的練習元素，例如最常見的梵唱，但因為唱誦牽涉到發音的正確性及音調，所以就不列在本書

裡，有興趣的人可以考慮進入正式課程裡練習。

在進行這些冥想前，若可以讓自己進行幾次深長呼吸是很好的，接著再用穩定的聲音唱誦 Ong Namo Guru Dev Namo 三遍來開啟這些冥想練習。Ong Namo Guru Dev Namo 這句梵唱指的是「我向我內在能夠將我從黑暗帶到光明的智慧致敬」。

黑暗指的是「捆綁住我們內心、使我們感到痛苦的舊框架或舊思維」。以騎車爬坡為例，覺得騎車爬坡很痛苦，是因為很多舊有經驗的負面感受勾上了爬坡挑戰，讓我們感到爬坡是痛苦的。而光明指的是「能夠讓我們離苦得樂的喜悅」。全然地接受騎車爬坡時所出現的感受，並且看著被勾起來的感受，不與之共舞，並馬上回到純粹的爬坡行動上，當這一切都完成，到達了山頂時，便可以感受到跨越之後的喜悅，喜悅在此時取代了還未跨越前的負面感受，體驗引動了智慧，彷彿生命剎那間亮起了曙光，這即是光明。

這句梵文本身就很有智慧。在我們還沒看見這些內在智慧以前，就先向它致敬，那是一種內在深度地暗示及信任──「我的內在早就存有這些智慧，並且我一定會遇到它。」在生命未知的道途上，便是如此。只要相信，就會遇見。練習結束的時候，可以以三聲 Sat Naam 作結，代表的是──如是的，我處在真實裡。

進入以下九個冥想練習前，你可以先知道：

簡易坐姿——不需要特別地盤腿，雙腿簡單交錯，但需盡可能保持脊柱挺直。冥想時，也可以將簡易坐姿改為椅上坐姿，但雙腳需實踩在地板上。

深長呼吸——吸氣，先吸到腹部，再往上依序到下胸腔、上胸腔，吐氣，從上胸腔下沉，再往下胸腔，最後內收腹部。

懸息——暫時屏住呼吸，不吸氣，也不吐氣，身體盡可能處在舒適的狀態下進行，所以沒有憋氣時的緊繃，過程中可以試著感知氣在體內的懸繞。通常懸息會伴隨上提根鎖。

根鎖——指的是把肛門、會陰、尿道、丹田等處依序向前向上拉提起，就像撲滿下面的墊子防止錢幣掉出來一樣，提根鎖可以幫助能量向上揚升。

中性心智——指的是心智進入冥想狀態，小我會靜默下來，意識會揚升，會有更高的視角觀看所有的發生。

手印——指的是將能量封印的手勢，每根手指頭都連接到大腦的不同區塊，代表著不同情感及行動品質，也跟不同的行星能量有關。

（以下的冥想可以縮短時間，但不能超過時間。）

心流冥想 **1**
一分鐘呼吸法
One Minute Breath

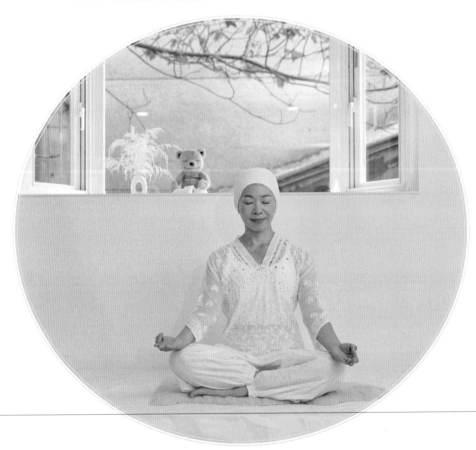

姿勢：簡易坐姿，微收下巴，讓頸部後側得以向上延伸。

眼睛：閉上，專注點放眉心。

手的擺放（手印）：大姆指和食指交扣以智慧手印置膝蓋上。

呼吸模式：花 1 ～ 2 分鐘讓自己放鬆，並逐漸讓呼吸加深。

　　緩慢而穩定地吸氣，用 20 秒的時間來填滿你的下腹部，再到肺部，再一路滿到上胸腔。

　　呼吸從腹部填滿到胸腔後就停住，懸息 20 秒。（需留意不要讓身體過度緊張，尤其要放鬆肩膀及呼吸肌肉，例如橫膈膜。）

　　接著緩慢、溫和且穩定地長吐 20 秒。（關鍵在緩慢地使用丹田的力量。）

　　吐到 20 秒的最後時，溫和地轉為吸氣，進入下一個循環。

結束方式：深吸氣，懸息數秒鐘後，吐氣。

練習時間：可以從 7 分鐘開始，隨著掌控能力變高，再逐漸地拉長到 11 ～ 31 分鐘。

做一分鐘呼吸法的訣竅

這個練習有兩種方法：

I. 循序漸進：先從吸氣 10 秒、懸息 10 秒、吐氣 10 秒開始（視需要也可以從 5 秒開始）。再逐漸增加到 15、15、15 秒，再到 20、20、20 秒。依比例調整，但每個段落不能超過 20 秒。

II. 直接從 20、20、20 秒開始：想方設法堅持秒數，例如在快堅持不住的時候「小口換氣」。

在這快速變遷的時代，一分鐘呼吸法是幫助我們保持冷靜的利器。這個呼吸冥想可以讓左右半腦充分地協調運作，大大撫平焦慮、恐懼和煩惱等負面感受，並啟動中性心智（Neutral Mind）；幫助我們敞開去感受自身與高頻意識（靈性）的臨在；開發直覺；這個冥想會讓大腦的整體都在運作，特別是舊腦和額葉。（舊腦這個部位決定我們大部份的自動反應，主要的任務是防衛。額葉則位於大腦的前半部，主要是負責認知功能和動作控制。）

關於一分鐘呼吸法，瑜伽智者 Yogi Bhajan 曾說：「你為什麼會受苦？因為你是無意識的，你的呼吸短促且粗重。但如果可以

每天練習這個呼吸法 11 分鐘，那麼你就能夠控制你的心智。」、「如果可以每分鐘呼吸 1 至 5、6 次，那麼你就能吸引宇宙朝你而來。這不是什麼秘密，很單純。呼吸得越深長，你的精神力量就越能吸引一切朝你而來——這是一條通往豐盛的道路。」

適用於各種冥想的小分享：分心不是問題，有沒有覺察到分心才是問題。

　　在初期的練習裡，要做到不分神是很困難的，即使是日日冥想的人，也無法做到時刻完全不分心，重點是能不能覺察到自己正在分心，並且能立即把注意力拉回到需要專注的焦點上，例如眉心、呼吸或者是唱誦上。而當我們察覺到自己正在分心，並且快速地把專注焦點拉回來的這個行動，反而能夠強化我們的神經系統，進而提升我們進入下一次練習的專注能力。

心流冥想 2
洞察力和情緒平衡
Perspective & Emotional Balance

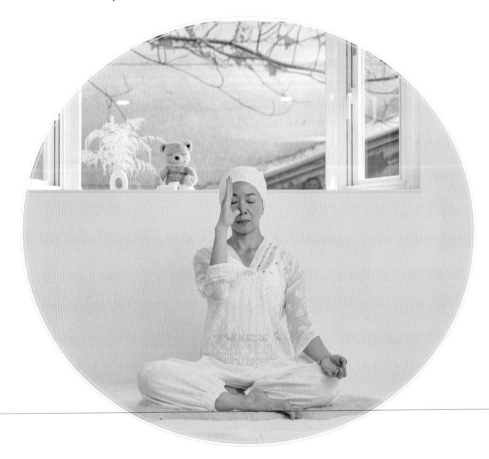

姿勢：簡易坐姿，微收下巴，讓頸部後側得以向上延伸。

眼睛：閉上，並將眼球輕輕地朝上轉，專注在眉心。

手的擺放（手印）：右手大拇指置於右鼻翼外側，右手小指或食指置於左鼻翼外側。左手放置於膝蓋上。

呼吸模式：先用右手大拇指壓住右鼻翼，深深地從左鼻孔吸氣，接著用小指（或食指）壓住左鼻翼，再從右鼻孔平穩地吐氣。呼吸要保持完整、連續及平穩。

結束方式：完整地吸氣及吐氣，吐氣後進行輕鬆、沒有壓力地懸息，並且收提根鎖 (Mulbandh) 幾秒後完全放鬆。

練習時間：全程保持左鼻孔吸氣，右鼻孔吐氣，深長平穩地呼吸 3 ～ 31 分鐘。初學者可以從 3 ～ 11 分鐘開始練習。

這個呼吸冥想是各派瑜伽的基本技巧，它也是臨睡前排除白天煩擾憂慮的極佳練習。

從左鼻孔吸氣，能激發我們的腦力，以調整思維和感覺模式，使我們具有新的洞察力。從右鼻孔吐氣，能放鬆大腦的不斷計算和過度警覺的傾向，有助於打破那些自動的模式。以這種方式規範我

們的呼吸模式，會讓大腦運作形成一種新的層次，在一段時間持續地練習之後，會建立起情緒的平衡及恬靜感。

練習的時間取決於目的及技巧是否純熟。如下：

15 分鐘：可以把這練習會變成一種深度冥想。

22 分鐘：能訓練心智，把這種呼吸所創造的狀態作為一種資源來使用。

31 分鐘：能夠淨化身體，並重建神經系統，使人免受當下和過去的衝擊影響。

適用於各種冥想的小分享：不要想功效，只是專注。

很多冥想都會告訴我們做這個練習會收穫什麼好處。然而當我們練習這個冥想的過程中，最好不要再去想這些好處，或是期待得到些什麼，我們需要的是對練習的全然專注。就像如果你種下了一顆種子，需要的是耐心地施肥、灌溉，而不是等不及地總是翻開土壤去看現在長成什麼樣子了，否則種子是很難長大、結成果實的。

那麼為什麼還要知道冥想的功效、好處呢？

因為體驗。如果一個冥想宣稱可以帶給你幸福感的話，那麼就

去體驗全然地專注在練習裡一段時間之後，得到的是什麼樣的體驗，或者回到生活裡時，內在的變化讓你體驗到了什麼。接著可能就會發現，原來體驗到、碰觸到的幸福感跟腦袋以為的幸福感是完全不一樣的東西，勇氣也是，謙卑也是，所有一切都是。

心流冥想 3
偉大智慧手印奎亞冥想
Mahan Gyan Mudra Kriya

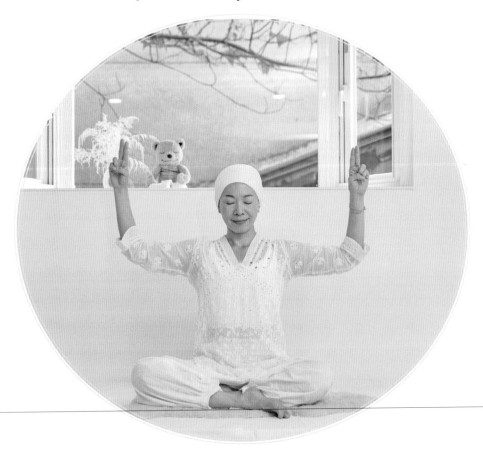

姿勢：下巴輕收，挺直脊柱，雙腿舒適交錯，進入簡易坐姿。

眼睛：閉上，專注於頭頂。

手的擺放（手印）：雙手抬起，手肘彎曲 90 度，手肘位於肩膀的高度。大拇指按壓於無名指和小指的指甲片上，食指和中指向上伸直併攏，肘部和肩部後推，將胸腔打開，在肩膀到頸部的脊柱部位製造一些壓力。

呼吸模式：深長呼吸。

結束方式：深吸氣，懸息數秒鐘後，吐氣。

練習時間：11 分鐘。

在練習的過程中嘗試讓自己感覺非常聖潔。

這一個冥想能夠將人快速地帶入無思維的境界。它會幫助你意識到不必再追求救贖，因為你內在本身就有一個聖潔純淨的空間，進入那裡，你就可以獲得救贖。內心獲得的平靜會引領你走入整個宇宙，大自然會自發地服務於你，你會與整個世界和諧相處。

適用於各種冥想的小分享：有情緒是正常的。

　　多數人對於情緒，沒有轉化的能力，最常使用的方法，就是將這些情緒壓抑下來。而所有壓抑下來的東西並沒有不見，它只是用一種更加固著的方式變成印記儲存在身體裡或意識的深處。而冥想練習過程中因為呼吸節奏的改變，或者能量的調節而讓身體裡的氣（Prana）開始有了不一樣的流動，這些流動會開始讓一些糾結鬆動，讓壓抑許久的情緒印記被釋放，而釋放的過程中，就像本來只是微釋放難聞氣息的髒污溝排突然被挖開，開挖後的味道一定會比開挖前難聞好幾倍。情緒也是，這時需要的是耐心的與這些情緒共處，接受、允許、調整，靜待清理之後隨之而來的轉化。而在能量不滅的狀態下，我們可以做的就是轉化它的形式。例如，我們常見的「憤怒」，它的能量結構狀態其實類似幫助我們面對挑戰的「勇氣」。

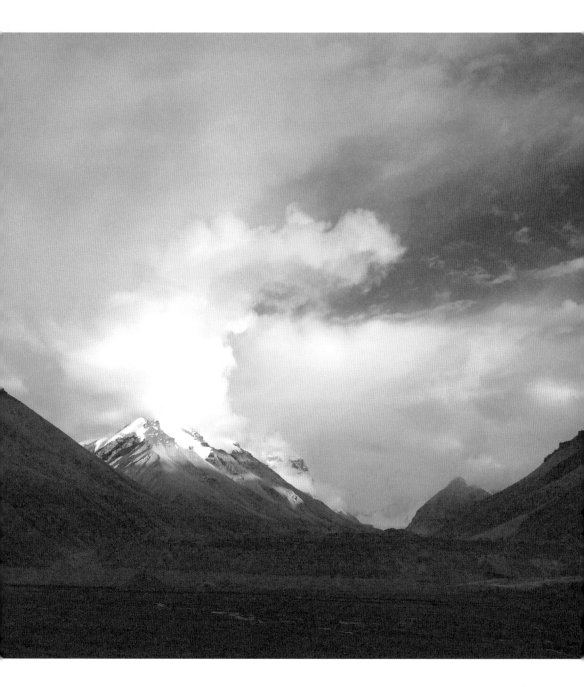

心流冥想 4
平衡腦半球的冥想
Meditation to Balance the Hemispheres

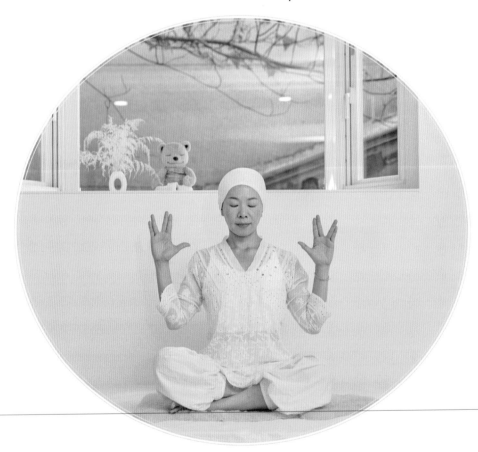

姿勢：簡易坐，脊柱挺直。

眼睛：打開眼睛，注視鼻尖。

手的擺放（手印）：雙手掌與肩同高，掌心朝前。手掌、手肘和肩膀保持在同一個垂直平面上。五指先分開，再將食指和中指併攏，無名指和小指併攏，無名指和中指分開。大拇指伸直，虎口打開。

呼吸模式：分 10 次均勻等量吸氣，10 次均勻等量吐氣。呼吸時要保持優雅及放鬆。

結束方式：吸氣，有力量地向上伸展手臂及身體數秒鐘，再深吐氣。結束後再重覆 2 次。

練習時間：11 分鐘，初學者可以縮減時間。但若要加長時間，不能超過 31 分鐘。

　　儘量控制視神經，使眼睛盯住鼻尖。通過手指頭分離的姿勢，可以控制兩個腦半球的活動。大拇指的分開代表自我的分離。眼睛盯住鼻尖，表明你正在集中注意力指揮視神經活動，從而強化腦部的感覺神經中樞系統。練習時，儘可能將自己從有限的個體帶入無

限的體驗裡，這會讓我們的內在感知到自由，從而感覺到快樂及幸福。

適用於各種冥想的小分享：進行向內覺察的深度冥想，初期可能會有疲累的感覺。

　　每個人多少都帶著某種信念及模式生活著，這樣會讓我們看似處在一種秩序的狀態裡，但事實上這些信念及模式常常反而是禁錮我們、阻礙我們敞開心去體驗生命的珈鎖，也可能是造成我們無法跨越生命裡主要議題的元兇。例如，一個人如果有著只想當別人口中的好人的信念，那他永遠無法真正地去聆聽自己需要的是什麼，也無法了解別人真正需要的是什麼。

　　冥想練習可以清理意識裡這些舊模式，並且重建新模式，在這些新舊模式交替之際，無論是身體還是意識都需要適應，因此在這段期間，身心感覺到疲累，是一種常見的過渡現象，當這段時期過去，將迎來十足擴展的清晰感。

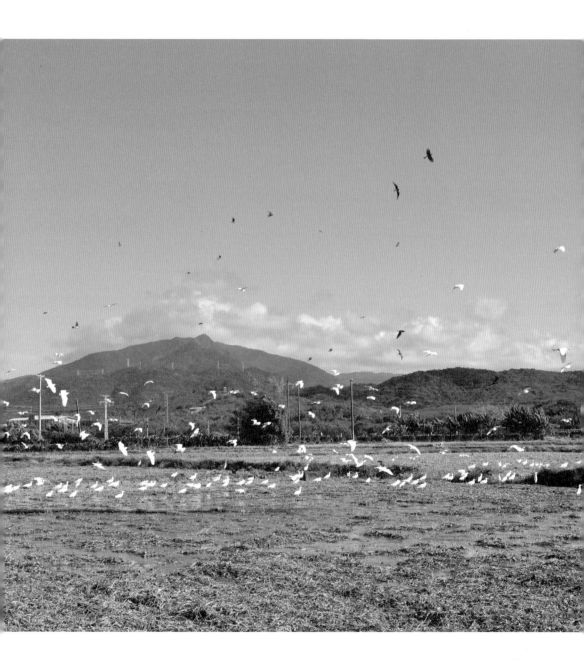

心流冥想 5
針對筋疲力盡的冥想
Meditation for Burn Out

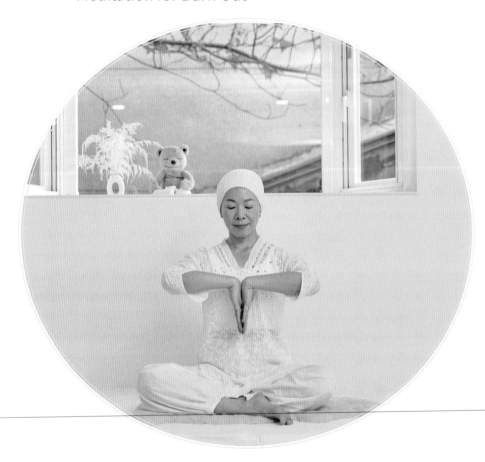

姿勢：簡易坐，背脊挺直。

眼睛：專注在鼻尖。

手的擺放（手印）：

　　兩隻手的大姆指壓折進手掌心裡，讓大姆指的指尖碰觸到無名指的根部，再將手背在心輪（兩乳頭之間）前方併攏，並且用力擠壓，8 根手指頭互相擠壓的力量可以大一點，但靠近手腕的手背互擠的力量小一點（避免壓傷手腕），兩條手臂以舒適的姿勢擺放，儘量放鬆手肘。

呼吸模式：鼻子分 8 次均勻等量吸氣，8 次均勻等量吐氣。

結束方式：深吸氣，懸息數秒鐘後，吐氣。

練習時間：初學者可以持續練習 11 分鐘，當你感覺能夠輕鬆完成時，可以延長時間至 22 分鐘。後期可以慢慢增加到 31 分鐘。

特別留意：只有在能夠保持安靜、完全放鬆的情況下，才能夠練習這一冥想。

這一手印能夠讓我們的能量處在可控狀態，幫助我們完成體內磁場的淨化。當感覺自己能量快要耗盡時，這是一個非常合適的冥想練習。

適用於各種冥想的小分享

有個安靜舒適的環境進行冥想是好的，但如果環境突然有了聲響干擾，也不要太罣礙，因為真正的寂靜並不是沒有聲音，而是可以接納、包容所有聲音的存在。

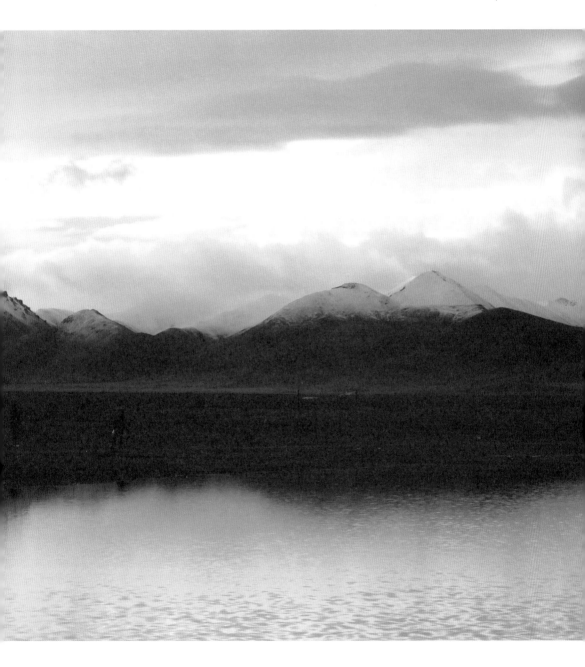

心流冥想 6
能量冥想
Pranic Meditation

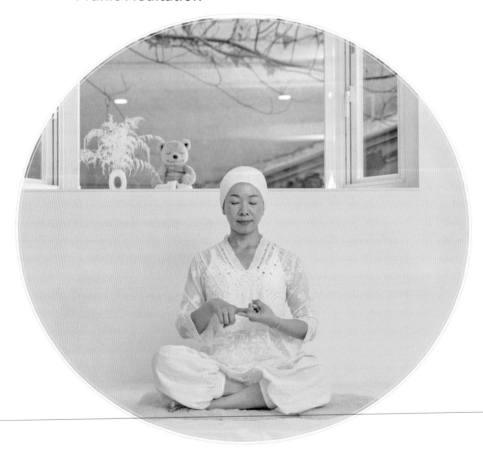

姿勢：簡易坐，脊柱挺直。

眼睛：沒有特別規定，也可以閉上雙眼。

手的擺放（手印）：雙手握拳，兩隻食指伸直，中指、無名指、小指彎曲，大拇指壓放在彎曲的手指上。兩隻食指在第二個指節交叉，右手食指在上，掌心朝下；左手食指在下，左掌心朝上。雙手放在橫膈膜前方。食指伸直平行地面。

呼吸模式：經由鼻子，深長緩慢地吸氣，再經由嘬起的嘴（不是口哨）緩慢、完全且有力地吐氣，讓兩隻食指指尖都能感覺到吐氣。吸、吐的時間長度相等。整個循環大約 15 秒。手指頭會感覺到吹出的冷風。

特別留意：永遠都不要用快速的呼吸來做。

結束方式：吸氣，互壓食指，鎖住手指，並將這個手印向上延伸，伸展雙臂過頭。吐氣，放鬆。

練習時間：最長 11 分鐘，全程儘可能感知透過呼吸所帶來的生命能量。

　　無論你的年紀多少，這個冥想都將維持你的心智及身體的青

春。它會帶來健康與療癒的能力，它可以滋養大腦，讓你免於抑鬱症。你也許會想打哈欠或伸展，但請透過呼吸讓自己堅持下去。它也會消除疲勞，讓能量不斷地流動，你將不會感覺到累。

　　你會變得更有直覺力，並且提升對天地之間的發生的敏銳度（如地震……等）。

適用於各種冥想的小分享

　　冥想練習會讓你的心越來越單純，意識越來越清晰，你可能無法再用以往的方式處心積慮或者運籌帷幄，但你會有更高的角度看待生命，用不同的視角去處理事情。這是小聰明跟大智慧的差別。

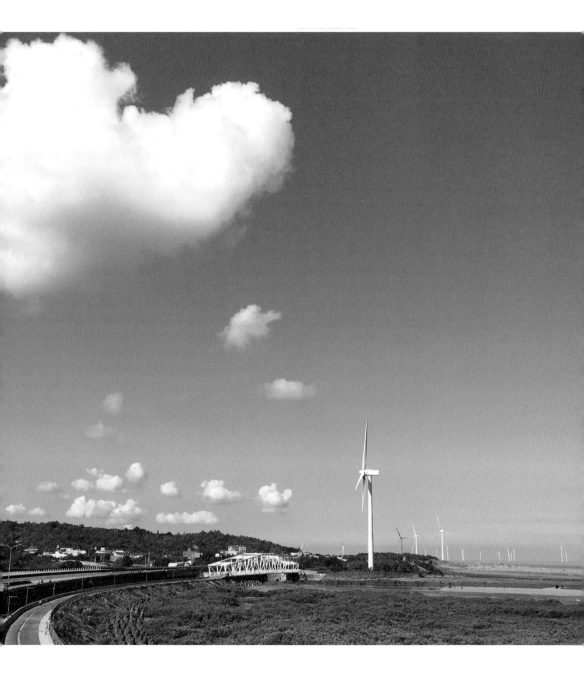

心流冥想 7
綻放光芒與自在的冥想
Meditation for Radiance & Ease

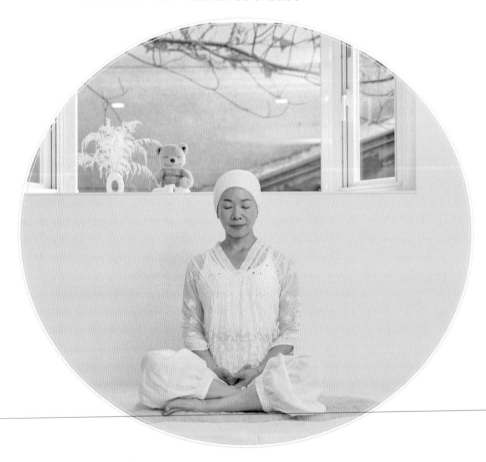

姿勢：簡易坐，脊柱伸直。讓自己自在、舒適地坐著。

眼睛：完全放鬆眼瞼，自然閉上。

手的擺放（手印）：雙手放鬆置於大腿中間。掌心朝上，雙手掌疊放在一起，哪一隻手在上方都可以。兩隻大拇指尖相觸，朝向前方。

呼吸模式：正常呼吸。

觀想：用意識看著自己。讓自己進入光環裡，感受自己是大自然裡的一個個體。感覺自己變成了無窮宇宙中的一點星光，浩瀚藍天裡的一抹亮色。感受自己散發出的光芒。

結束方式：深吸氣，懸息數秒鐘後，吐氣。

練習時間：初學者可以從 3 分鐘開始練習起，隨著練習的深入，逐漸延長時間。

特別留意：整個練習過程中，保持完全放鬆及舒適非常重要。

適用於各種冥想的小分享：

冥想的作法只是工具，不等同冥想，冥想指的是一種不役於外物、有能力在內在找到真實力量的意識狀態，當我們透過冥想的作

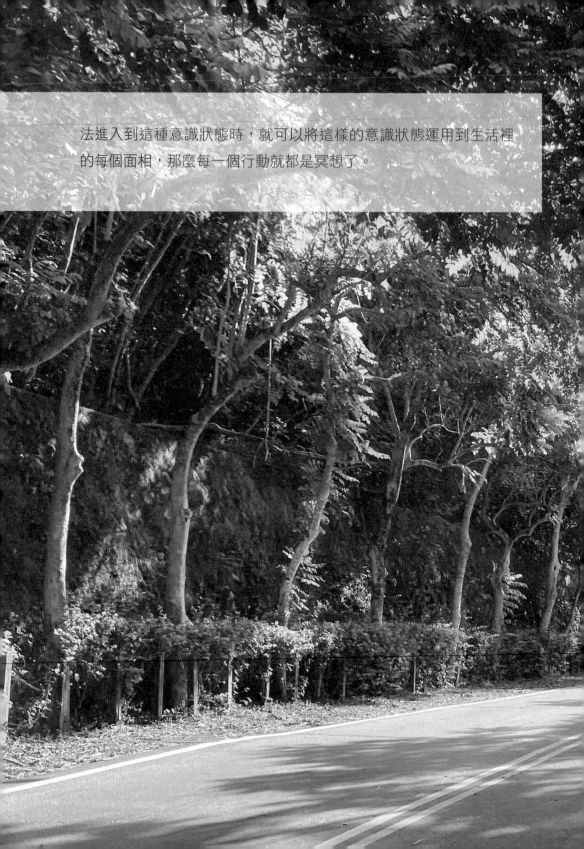

法進入到這種意識狀態時，就可以將這樣的意識狀態運用到生活裡的每個面相，那麼每一個行動就都是冥想了。

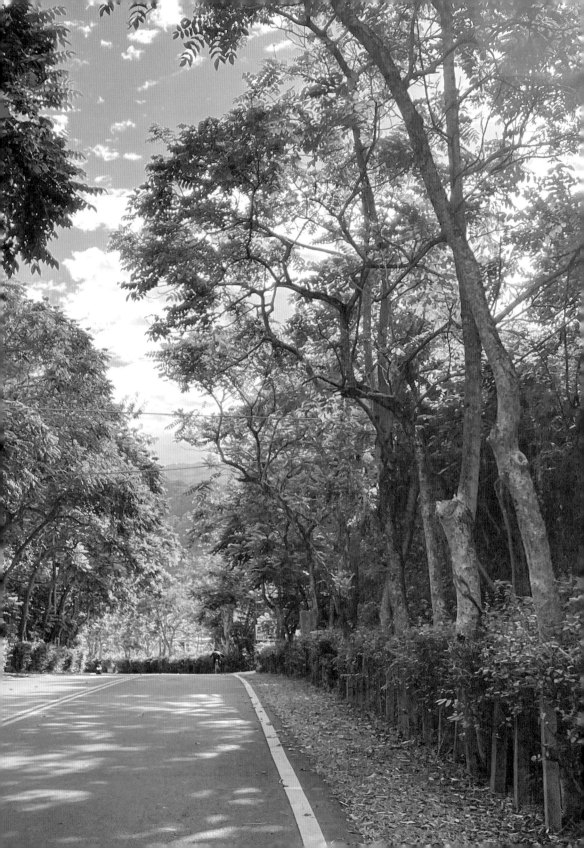

心流冥想 8
智慧手印奎亞冥想
Giaan Mudra Kriya

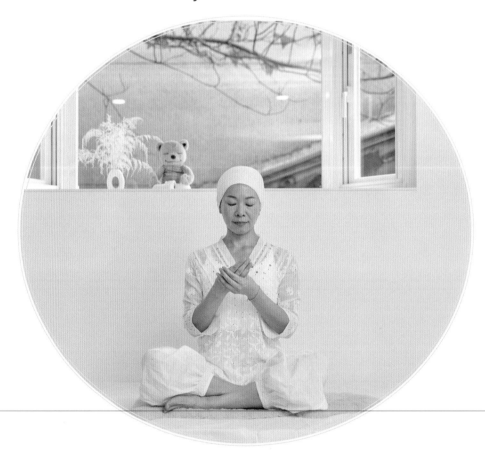

姿勢：簡易坐，脊柱挺直。

眼睛：眼睛看著鼻尖，但意識看向眉心（第三隻眼）。

手的擺放（手印）：放鬆雙臂，垂於身側。彎曲手肘，抬起雙手，置於胸前。掌心朝向胸部，雙手交叉疊放，一手掌放鬆置於另一手掌之上，大拇指交叉，其他手指以舒適的角度併攏伸直。（哪個手掌在上沒有特別規定。）

呼吸模式：分為四個步驟如下。

　　Step1. 鼻子吸氣，鼻子吐氣

　　Step2. 嘴巴吸氣，嘴巴吐氣

　　Step3. 鼻子吸氣，嘴巴吐氣

　　Step4. 嘴巴吸氣，鼻子吐氣

　　重覆以上呼吸模式，吸氣及吐氣都必須深長、完整、有力。用嘴巴做吸、吐的時候，嘴型就像在吹口哨一樣。

結束方式：深吸氣，懸息數秒鐘後，吐氣。

練習時間：初學者可以從持續 11 分鐘練習起，再慢慢增長到 31 分鐘。

　　這是一個簡單而有力的冥想，如果你能正確地完成，它會帶給你很多的能量。雖然看起來很簡單，但是這個冥想卻能溝通左右半腦，為你帶來敏銳的洞察力，並將從內升起的神奇能量注入對自身的身、心、靈三位一體的掌控之中。如果你不知道該練習哪些冥想，可以試試這一個。

適用於各種冥想的小分享

　　冥想不是要讓你孤芳自賞，也不是要讓你鶴立雞群，冥想可以幫助你面對、接受自己的各個面向，也有能力真誠地與他人共處，真正透過冥想找到自己的人，是落地、踏實、謙遜、自在、喜悅的。

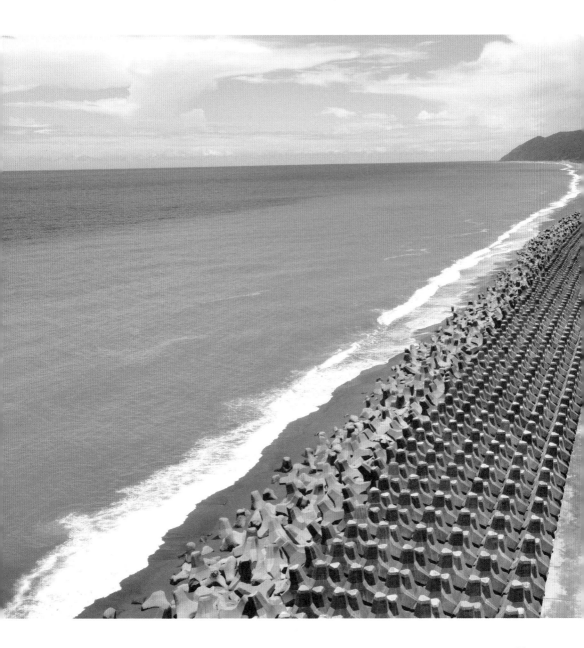

心流冥想 9
體驗自我擴展的冥想
Meditation to Experience the Expanded Self

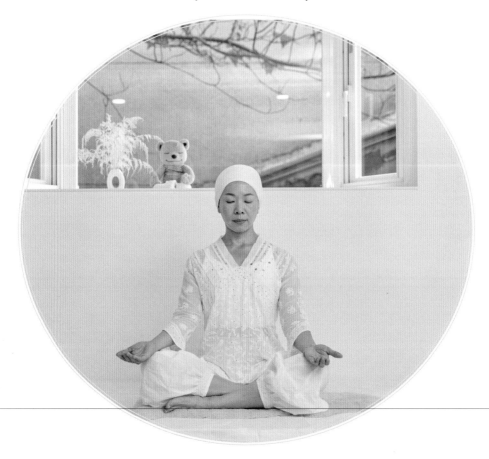

姿勢：簡易坐姿，挺直脊柱。

眼睛：閉上。

手的擺放（手印）：放鬆雙手，疊放在雙腿中間，也可以個別放在大腿或膝蓋上。

呼吸模式：自然正常地呼吸。

觀想：想像你正在高山上，往下俯瞰自己居住的城鎮或城市，要明白，你所看到的一切都代表著你內在所想的。想像一下，你的頭必須有多大，想想它能包含多少。

現在，讓自己漂浮在空中，直到能夠俯瞰整個國家。繼續擴大視野，俯瞰整個世界。讓整個星球都存進你的大腦，再擴大視野，環視整個太陽系、整個宇宙。讓自己的身體包納整個宇宙，感受流穿在體內的巨大能量流。將「小我」不斷地擴展，變成「大我」。

穿越時間的界限，把自己納進無限，讓自己擴展到最大，並從中看見純淨的光，那是一道耀眼的、簡單而溫暖的光芒。

現在，想像這道耀眼、溫暖、美麗而純潔的光芒就存在於你的大腦中央。將全部的注意力關注於它，松果體也恰好在這個位置，

這是宇宙賜予你最珍貴的寶物。

　　除了光，什麼都看不到，這是藍色的光芒，一道精微、溫暖而純潔的光芒。它正在你的大腦裡，它和宇宙一樣大，讓你自己成為這道純潔的光芒，明白我是，我是。

結束方式：深吸氣，並完全吐氣，重覆 3 次。然後吸氣，屏氣，吐氣。

練習時間：5-11 分鐘。

　　專注的同時要從內在展現十足地謙遜。這個冥想能夠刺激腺體分泌，非常適合在滿月時練習，滿月時練習能夠激發出你的內在光芒。但若是想在其他時間裡練習，也是可以的。

適用於各種冥想的小分享

　　冥想的目的不是要讓你看見佛陀、觀音、濕婆或耶穌，或者擁有超能力，冥想不是宗教信仰，冥想是要你去看見內在的真實──真實的自己。冥想也不是要你只待在美好的感受裡，不論在過程中，你看到了什麼、感受到了什麼，允許它的出現，也允許它離開，繼續讓自己待在專注點裡，就更能夠跟更高層意識的自己相連

結，並且觸碰到生命本質，當我們再回到原本的信仰時，這些體驗可以幫助我們更通透信仰裡的核心真理。

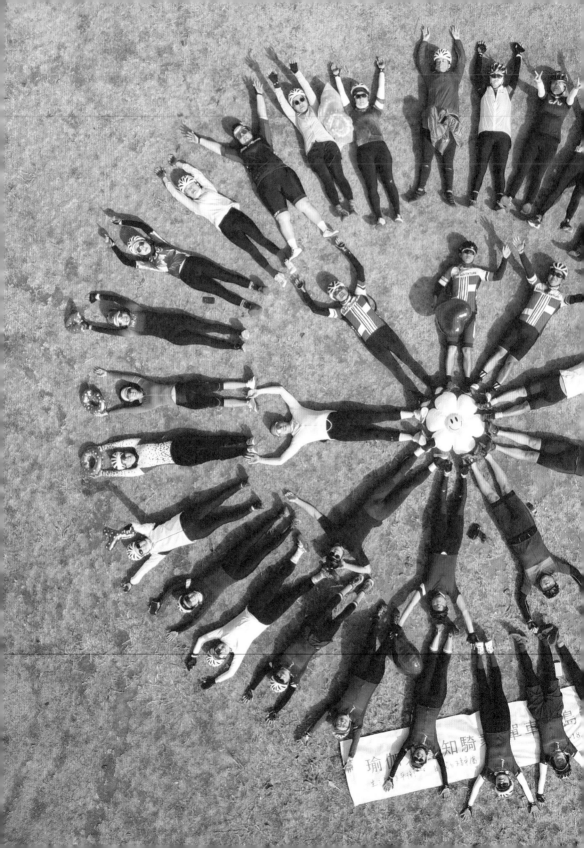

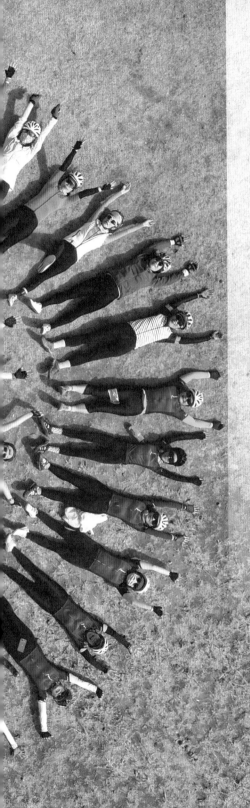

03

心流落實

9 日單車環島的身心體驗

九日單車環島，落實瑜伽心流的 身心體驗！

　　我們在上個章節瞭解到冥想是體驗到瑜伽心流的最佳途徑，它的運作具備了第一章所說的八個體驗瑜伽心流的條件特性，也帶出了幾個關鍵特質：覺察、清理、空間、流動、連結、自由、擴展，這些特質如果融合進我們的行動裡，我們會擁有不同於以往的高度行動品質。早期冥想總是被標籤化，覺得這是與我無關的修行人在做的事，「無病呻吟」、「浪費時間」、「不切實際」、「宗教行為」、「神祕主義」、「行事怪異」、「沒有熱情」等負面標籤常被貼在有冥想習慣的人身上，也有可能當時進行冥想的人本身對冥想有誤解，造成其所表現的言行舉止確實讓周圍的人對冥想產生誤會，但更多的是多數人不認為我們本體存在本身是奧妙、特別、值得探索的，所以無法理解為什麼要花費心力在所謂的向內連結上。

　　時至今日，整個世界變異太快，大家終於開始渴望尋找讓自己安定下來的方法，越來越多社會頂尖人士、企業家、奧運選手、各界領袖……開始透過冥想的方法幫助自己達到身心的穩定，進而找到行動的力量。

　　冥想幫助他們找到內在的力量，思緒也因此變得敏捷、意識更加清晰，更具有創造力及實踐力，也更有行動力。冥想不再是讓人離開塵世、躲避人群的出世練習，而是可以幫助人們有智慧過生活的入世練習；它讓人在關係中找到和諧的契機，而不是引導人摒棄關係；它讓人知道不執著地擁有財富是為了體驗生命，不需要視金錢為糞土；它讓人經驗到何謂智慧，何謂提升，不再受二元對立的意識狀態所苦；它讓人有能力用更高的意識把一切的發生都當作生命裡的體驗收穫，於是人更有勇氣，並且對生命充滿希望。

　　也是因為這樣的意識狀態運作，因此有了這個章節想分享的九日單車環島體驗，這裡想陳述的，並不是單車旅行紀實，它其實是一場身心靈相互支持的美麗觸動，它來自瑜伽心流——冥想式的意識狀態，而透過這九日的踩踏行動，又更提升了處世意識，也就是當我們能夠帶著覺知去行動時，行動本身就會變成一場曠世冥想。

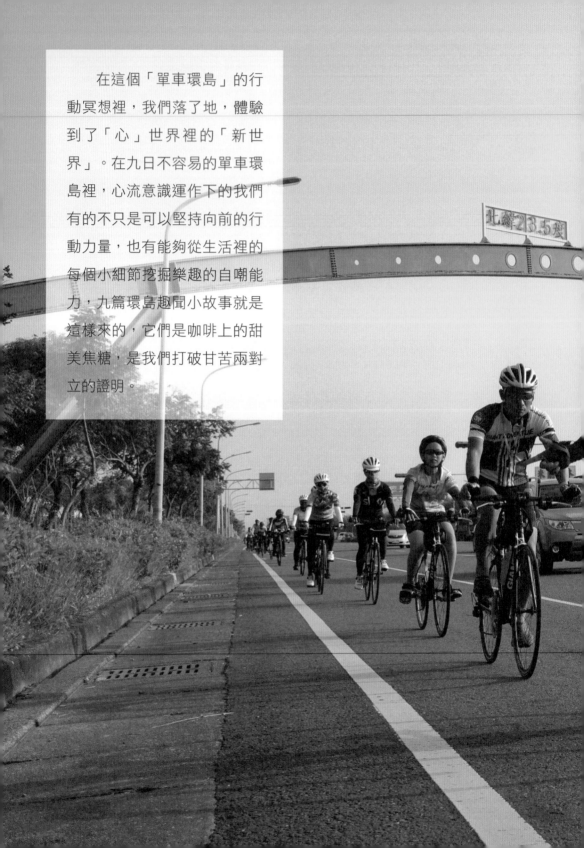

在這個「單車環島」的行動冥想裡，我們落了地，體驗到了「心」世界裡的「新世界」。在九日不容易的單車環島裡，心流意識運作下的我們有的不只是可以堅持向前的行動力量，也有能夠從生活裡的每個小細節挖掘樂趣的自嘲能力，九篇環島趣聞小故事就是這樣來的，它們是咖啡上的甜美焦糖，是我們打破甘苦兩對立的證明。

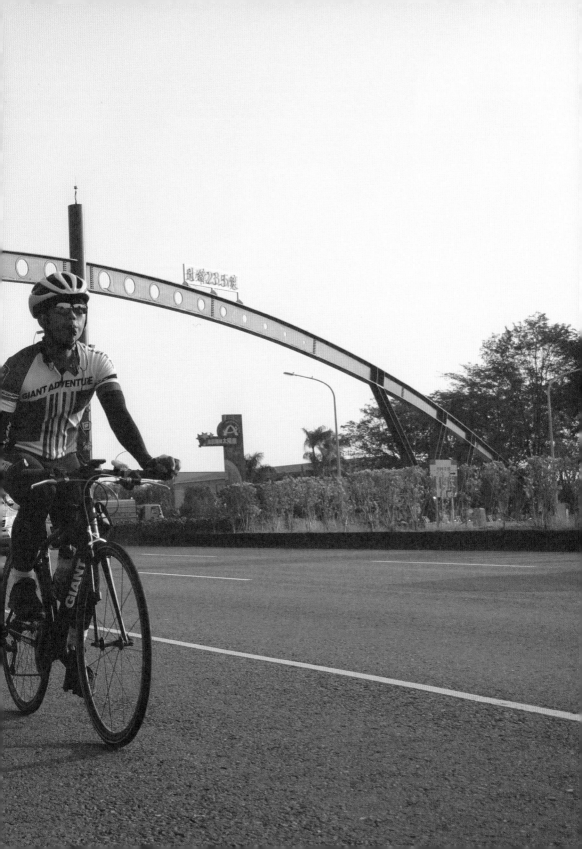

故事的開始——
當臀部從瑜伽墊 移到單車車墊！

　　多數人的印象中，瑜伽跟騎車最可能相關的，大概就是瑜伽裡有一個動作是躺在地板上，雙腳抬起劃圓，向著天空踩腳踏車，除此之外，瑜伽跟騎車應該很難掛上勾，但如果説做了這個動作，就會讓一群瑜伽練習者想透過單車進行環島，也實在牽強。而會集結一群瑜伽練習者進行集體單車環島，其實是來自於我自己一個誤打誤撞的「小白」單車環島體驗。

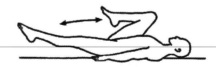

西元 2017 年的 11 月（還記得當時是個多雨的 11 月）無意間聽到單車環島這件事，心中為之一振，起波動的原因是，發現自己的內心竟然在說「我想去」，而且是認真地想去，就跟幾年前毅然決然地去西藏轉山一樣。

另一個讓自己感到訝異的原因是，雖然直覺上想去體驗，但這件事從來就沒有列在我人生想做的事項裡，是連想都沒想過的行程。幾個月後，西元 2018 年的 4 月我真的去環島了。

「真的去環島」的意思是，這是聽從內在的聲音所下的決定，如果是大腦運轉下的我，此生應該是不會做這件事。

但事情總是雙面的，沒有太使用大腦的另一個後果是「原來事情跟我以為的不一樣」。或者，也沒有以為，應該是說──我踏進了一個從未經歷過的感知體驗領域裡。

當時天真地以為整個旅程會是以像 Ubike 漫遊台北城的速度行進，雖然行程說明上已告知這是「挑戰級」的行程，但因為在我們瑜伽課程裡，「挑戰」一詞也常常被應用在課程的引導上，過度稀鬆平常地被使用下，書面上「挑戰」一詞就像飄在空氣中的塵埃一樣，自然地被忽略過。

但 900 多公里耶？對數字及里程沒概念的人來説，那是什麼？

9 天要完成？心想：「9 天就 9 天吧，反正也不是沒有一口氣連上 9 個整日瑜伽、冥想」、「幾年前 16 天西藏的艱困之旅——快要斷氣、高海拔的轉山行程，也都度過了，9 天的自行車環島，應該不過就是另一種生命體驗吧！」

出發前，鼓勵我體驗環島的學生，覺得這個單車界新手應該了解一下變速的技巧，特別列了計畫好讓我有個練習的機會，但因為當時教學工作多，實在沒有時間，再加上，自我感知過度良好：「變速？不就像將 Ubike 的把手轉上轉下，應該不需要再花什麼時間練習吧～」於是，在身上的裝備、衣服幾乎都是學生借我的狀態下，我就去環島了。

還記得那天出門時早晨的空氣氛圍輕鬆地有點詭異。

一切的一切就在自己踏進集合地之後突然都變得鮮明了起來。

「我在哪裡？」

「我是誰？」

「我要去哪裡？」

這樣的團體氛圍是從來沒經歷過的，每個人看起來都躍躍欲

試。只有自己看起來像是準備上遊覽車的遊客。領到自己的腳踏車，工作人員説「要不要上去踩踩，看看高度是否 OK？」

「這樣哪會 OK？」

「腦海中的 Ubike 呢？」

「踏上踏板，坐上椅墊，踩不到地，這樣是對的嗎？」

終於忍不住問「那～那～那個～椅座～都要這麼高嗎？」不懂裝懂，還要故做鎮定。

「對喔，正常是這樣，不行的話，我再幫你調整。還有，下車的時候，臀部是要離開椅墊的。」當時的工作人員應已心生不妙。

「喔喔，好，應該不用，我試試看。應該可以。」不懂裝懂，還硬是嘴硬。

每個人都穿著很專業的車衣。以前在台中老家看著門前呼嘯而過的單車騎士，總會在心裡想：「為什麼大家要穿著泳衣騎車呢？騎車就騎車，有必要穿的這麼貼身，像在走秀嗎？」然而，不管腦袋裡有多少問號湧現，騎行小白的自己還是跟著精神抖擻的大家，悲壯地出發了。

第一天的行程裡，發生了什麼事，幾乎都不記得了。只記得出

發時，覺得自己就像踩著高蹺的廟會人士，帶著驚恐，也帶點新奇感，被包覆在車隊裡。完全沒有開啟旅程的興奮感覺，甚至還在心裡面默默地告訴自己：「沒事，沒事！只要能夠前進、跟上，不要讓自己摔下來，就好了。」

局勢緊迫，必須全然，讓人活得好「當下」，根本無法去想自己是否可以在 9 天後抵達終點。整個 9 天，除了爬坡的時候喘到不行、完全龜速地前進外，其他多數的時候，完全小白的自己都是緊咬在領騎後面騎行的。是要展現自己的騎乘能力越來越好？完全不是。只是因為不善於認路的自己怕被丟包。

努力地跟上大家，是環島行程的前幾天唯一的求生慾望。

這 9 天的行程絕對談不上享受，有更多的是兢兢業業，或者說是一種「全然」。要專注騎乘，不讓自己有了閃失，要小心路上的車輛，要和前後單車保持安全距離，要留意路邊會不會衝出小孩、小狗，要不斷地小心、小心，再小心。所有平日瑜伽冥想練習的「當下」、「覺察」、「覺知」、「專注」、「警醒」突然全部立正站好，自動歸隊。

每一天的行程都很紮實，紮實到沒有餘力去想騎車之外的事

情，然而騎乘到最後幾天，內在意識及行動卻開始流暢地運作起來，雖然爬坡的時候還是很挑戰。那是一種不曾有過的體驗，是一種冥想長出了頭，長出了腳，長出了肩膀，長出了眼睛，冥想落了地。透過行動，整個世界都連結到了一起，變成了一種頻率和諧共振的場域。因為全然地專注，9 天的行程過得比腦袋以為的還要快。只是，沒有想到安全地抵達終點後，很多內在的轉化才正要開始發酵、看見。身體，心智及意識上開始發生了很大的變化。

專注的行動引動了內在更深層的覺知力

其實環島結束後身體並沒有變得疲累，反而更加地輕盈，甚至可以感覺到體內的生命之氣（Prana）螺旋式地運轉起來，身體有一種被充滿的感覺。雙腿因為經過 9 天持續地運轉，旅程結束後，可以感覺到第一個脈輪及第二個脈輪的能量通道被打開，能量流動了起來，兩個脈輪的能量品質──踏實感、安全感、穩定的力量、創造發想的能力開始被喚醒，感知事物的能力也開始變得精微，看待生活及生命的視角開始有了改變，甚至對事物的包容力及允許

的能力也都揚升了起來。生命裡某些負面印記似乎也開始慢慢地剝落，內在有了更多的空間，意識也變得更加的清明及放鬆。

很多轉變在環島之後翻騰了而來，對習於觀看自己身心、意識變化的瑜伽練習者來說，簡直如獲至寶。甚至覺得這 9 天根本就是一場經歷過不同時空變化的深度動態冥想。因為這份收獲太過美妙，所以環島回來後，在自己的心裡種下了一顆種子，想讓更多的瑜伽練習者，特別是有冥想經驗的瑜伽人，也來體驗這個充滿無限可能的豐富歷程。

因為，在瑜伽世界裡，有句話説「瑜伽是體驗而來的，不是學來的。」用腦袋學來的，它不會讓我們品嚐到生命裡真正的滋味，能夠品嚐到、碰觸到的經驗，才會真正成為提升我們、滋養我們的智慧。很多美好的發生聽過再多的分享，都不及自己去走一遭。

於是，集體的瑜伽人單車環島，在我們經過半年以上的身體及騎乘練習後，終於在西元 2020 年和西元 2022 年，兩度成行。這不只是環島旅程，更是瑜伽人將冥想式的心流意識應用在行動上的身心體驗。

其實也不只是單車環島，我們也可以將這樣的意識狀態應用在

任何有覺知的行動上，例如長跑、登山、衝浪⋯⋯甚至親密關係上，行動就會回過頭來轉化我們。當我們平日瑜伽、冥想練習的內在體驗，在生活裡的每個行動中著了根，那麼生命就會全然地被喜悅包覆，並開始以一種不一樣的品質及速度運作，那種感覺就像靈魂轉了世，用一種完全不同於以往的全新自己體驗人生。於是生命就會不斷地在選擇、體驗、收穫中流動著，沒有好壞對錯，不再被輿論、社會價值觀綁架，可以在身心自由、擴展的狀態下享受人生。

環島 Day 1　　輕盈

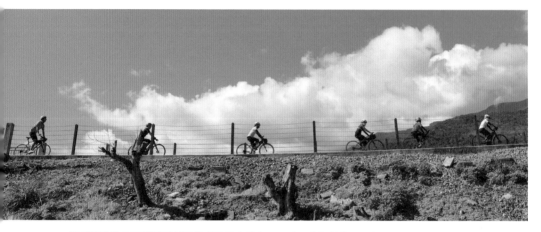

當我們能夠真正體驗到所謂的「不用力的力量」時，我們就能夠更輕盈、不內耗地行動，從而有更多的能力安住當下，享受生命。

帶著超過半年以上的厚積訓練，這一天我們輕盈勃發地從台北移動到新竹。雖然兩次出發都下著毛毛雨，卻一點都不減大夥熱情滿溢的心，在蓄勢待發的能量流動之間，有著一種無畏未知的確定。

輕盈是種境界

　　瑜伽課裡，總是有人問「為什麼看老師做動作，總是輕輕鬆鬆，一派若無其事，而我們不消十分鐘，卻已經汗流浹背？」然而事實上，那些從內而外看起來的自若輕鬆，其實都是日復一日地汗流浹背，不中斷地練習累積而來的，那是一種知道哪裡需要放鬆，何時需要使力的覺曉狀態。就跟練騎的時候資深車友所分享的「騎車時記得騎輕，不要騎重」，是一樣的道理。

　　然而「騎輕，不騎重」這句話其實容易被初學者誤解，誤以為將變速檔位放的很輕，就可以輕鬆順暢地騎乘，但往往嘗試了之後才發現，這樣反而越騎越累。以往，不明白為什麼會這樣，不是說要「騎輕，不騎重」嗎？多次練騎之後才發現，要能夠騎得輕，需要累積可以騎輕的能力，而要能夠輕盈騎乘，要有正確的使力方式、足夠的踩踏力量及練習次數。

　　換句話說，要有輕盈的能力，我們需要足夠的身、心力量，這些力量必須要能夠平衡加諸在我們身、心上的外力。什麼是加諸在我們身心上的外力？我們的身體重量、地心引力，還有那些我們內在還無法信任自己能夠完成的信念。

真正的輕盈是踏實的，這份踏實是來自於前次、前前次，再前次不斷努力累積的結果，每個移動都是熟稔且確實，明明白白、清清楚楚，非常清明且知曉，有一種對一切都很確定的感覺。不再考慮技巧，因為技巧早已融進身體的每個纖維裡，對未知也不再如此膽怯，因為累積的經驗強大了內在的力量及相信。

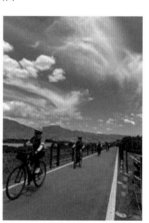

有時候允許自己不論成敗、義無反顧地向前奔赴，會為自己帶來極大的揚升。生命會被滋養。

不用力的用力

瑜伽課裡，我們常說「不要用蠻力」。用蠻力多半表示你在使用代償力量，當我們沒有覺知地使用身體，沒有智慧地擺放身體時，身體就容易回到不穩定的舊模式，而通常也是因為我們處在慣

性的舊模式裡太久，身體才會有各種緊繃酸痛出現。

　　我們需要讓身體有機會重置，有機會重啟合適的新模式，讓身體有能力找回活動的空間，使用對的肌肉、對的力量，讓筋膜回復該有的彈性，在最不內耗的狀態下活動，這樣的身體才能使用得久，也才能成為協助我們體驗生命的好幫手。例如，如果我們要把平板式（Plank Pose）練好，硬壓手掌是沒用的，必須把力量平均地分攤給背部肌群、手臂肌群、肩膀穩定肌群、手指根部，否則不消幾次，手腕可能就壓傷了。騎車時也是一樣，多年前曾經聽一位資深單車車友分享過讓自己至今都仍受用的話「騎車踩踏不要只會下壓，不要忘記，踏板也會往上，雙腳也要有能力上抬。」這是一個非常有智慧的經驗分享，不要只看表象行動，也要有能力看見行動進行中的另一個面相。

　　當單腳下踩時，我們如果可以把意識分一點給另一隻腳上提，這個上提就會去啟動我們的腹部核心，瞬間被引動的核心力量就會成為下一秒踩踏向另一個踏板的助力，如此有覺知地上下踩踏，平衡了股四頭肌、臀肌、腿後側肌群的前後施力，反而可以有效地減緩長程騎乘下的疲勞感。

　　而這樣「抬腳、核心帶動、往下傳達踩踏」不斷地循環，踩踏

就會像一首節奏和諧的輕盈曲子，透過我們的身體、我們的意識不斷地流動下去。這樣借力使力，不用蠻力地踩踏行動，也是我們常在瑜伽課裡提醒大家的——記得從練習裡喚醒身體裡的智慧。

　　就像瑜伽練習裡很重要的環節「呼吸」一樣，能夠調整生命能量流動的呼吸練習，在吸吐之間、吐吸之間都有自然發生、時間極短的頓點（不是刻意屏息），而這個頓點就像騎車時的腹部核心一樣，是把能量往下傳遞的重要銜接點。而當一個人的呼吸是順暢、流動的時候，整個人也會呈現一種輕鬆自在的狀態，靠近他的人也會感覺到舒服及喜歡。當我們能夠有覺知地啟動「不用蠻力的力量」時，我們就能夠更輕盈、不內耗地行動，從而有更多的能力安住當下，享受生命，不論是在騎車時，還是在瑜伽練習裡。

　　有人練習瑜伽是可以不用瑜伽墊的，騎單車的朋友裡，也有人騎乘時是不需要穿有墊子的車褲的。這樣練瑜伽時膝蓋跪地難道不痛嗎？騎車的時候，難道沒有臀部壓迫椅墊而造成疼痛的問題嗎？其實這就是我們前面所說的，如果我們有大於加諸於我們身上的下沉力量（例如體重及地心引力），我們就有能力「舉起自己」，輕盈地克服來到身邊的挑戰。

　　騎車時，有一定的核心、臀肌力量及腿力，就可以讓臀部在長

程的騎乘下，不易壓迫椅墊而大大減緩疼痛的發生。練習瑜伽時，有足夠的股四頭股穩定力量及丹田上提的能力，就可以避免膝蓋跪地時的疼痛問題。而這些也是冥想裡常說的──「能量揚升」的能力。只要我們擁有這樣的能力，就可以將讓身體運轉的肌肉力量轉變為生命能量，即是瑜伽裡所說的「Prana──生命力」，這股生命力就會反回來支持我們的行動，那麼我們就能夠在不那麼耗損自己體能的狀態下享受正在做的事情。

有助身心輕盈的飲食

要讓身心變得輕盈，從「飲食」下手也很有用。

瑜伽練習者講求輕鬆、沒有負擔的飲食，能夠的話，儘量不要吃肉。

不建議吃肉的原因有幾個：

1. 對生命的尊重。從慈愛的角度，瑜伽練習者不吃有媽媽的食物，這是一種感同身受的體現。

2. 避免毒素的累積。動物在生命被結束時，巨大的恐懼情緒會讓牠的身體瞬間酸化，這些酸化的物質在被食用後，也容易堆積在

食用者的體內，形成毒素。

3. 對環境的保護。研究指出，飼養食用動物所產生的二氧化碳會造成地球暖化，因此如果整個地球能夠多 10% 的人口不吃肉，那麼就可以減少 10% 地球暖化的危機。

不過，這裡想從另一個角度分享不吃肉的經驗，或許可以幫助我們更有覺知地做抉擇。

在瑜伽的練習上，我們常常被提醒多關注自己在練習時的身心變化，例如：

此刻我的呼吸是否順暢？

此刻的我是否專注在練習上？

此刻我的思緒是否被某件事情困住了，以致於雖然在做動作，意識卻不在動作裡？

已經練習 30 分鐘了，此刻的我跟 30 分鐘前的我是否不同？哪裡不同了？

保持覺察是一種能力，也是一種生活方式。它會幫助我們對自己的內在、外在、環境的變化起出一種靈敏度，這種靈敏度會自動地去過濾進入我們腦袋的訊息或者幫助我們感知正在經歷的事情。

多數瑜伽練習者練習到一個階段，身體會開始具有一定的靈敏

度，會自然地感知到自己越來越不需要那些讓身體感覺到沉重的食物，也越來越能夠在非動物性的原型食物進入身體時，感到輕鬆及舒服。如此不吃肉，或是有覺知地挑選食物，就會變成一件自然發生的事情。不需要對自己道德勸說，也不需要為了任何外在因素做決定。你是為自己開始食用蔬食的，卻也因此造福了這個世界，瑜伽教導裡有個說法「照顧好你自己，你就有能力照顧好整個世界」，其所陳述的就是這樣的境界。

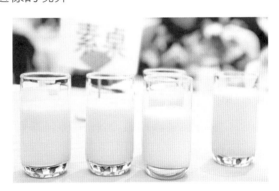

飲食清淡、足夠的蛋白質，對需要意識清明、專注的行動很有助益。

事實上，不只是瑜伽練習者，有越來越多著名的運動選手也因為各種因素開始成為蔬食者。

職業自行車選手克莉絲汀・瓦達羅絲（Christine Vardaros）

曾表示，成為素食運動員可以讓她在高強度的訓練及比賽後，恢復得比其他選手快，也比較少生病，這讓她可以有更多的時間進行練習。賽車手 F1 七屆世界冠軍漢米頓（Lewis Hamilton）2017 年也開始成為素食者，他也表示「自從改吃素，身體機能越來越好，感覺到身體有更大能量在運作，一早醒來頭腦也更清晰，身體恢復也很快，連過敏的發生也減少很多。」

其他還有很多高強度的運動選手，例如德國女拳擊冠軍——艾琳娜·華倫契克（Elena Walendzik）、美國九次奧運田徑金牌得主——卡爾·路易士（Carl Lewis）、德國健美冠軍兼醫師——亞歷山大·達格（Alexander Dargatz）等人，也都是健康的蔬食者。

身體建構肌肉時，需要 9 種必需胺基酸（essential amino acid, EAA）作為原料。研究結果顯示，只要在飲食內完整地補充到這 9 種完整胺基酸，無論是吃動物性蛋白質或植物性蛋白質，對肌肉量及力氣的成長，效果都是差不多的。所以愛好運動的蔬食者只要留意飲食中蛋白質及各種營養素的均衡攝取，一樣可以在訓練裡有很好的表現。

在我們兩次瑜伽人環島過程中，有部份的人選擇全程蔬食，有意識地取用蔬食，食材上也儘量食用原型食物，避免過多的加工食

品，適量地補充植物性蛋白質，注意水份的補給，9 天下來，非但沒有體力不足的問題，反而更能夠在身體較少負擔的情況下，較輕鬆地完成每一天的騎乘，而且感知能力增加了，對路況的應變能力也更好了，騎乘時，更能以輕盈的意識狀態體驗劃過身邊的風景，身心上更有融合感，更能夠體會到與天地合一的開闊感受。

* 環島趣聞

環島的第一天，大家都還在適應路況及踩踏方式，
隊伍也還在呈現亂七八糟隊形狀態。
噗嚨共瑜伽人 1 號：「阿弟！你們的車有問題，我都騎不動。」
盡責的工作人員將車子從頭到尾仔細地檢查一遍：
「沒問題呀！也沒破胎。」
「那為什麼我都騎不動？你覺得我是不是應該上保姆車！」
「…………………………」

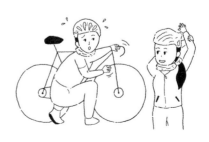

警醒與專注

環島 Day 2

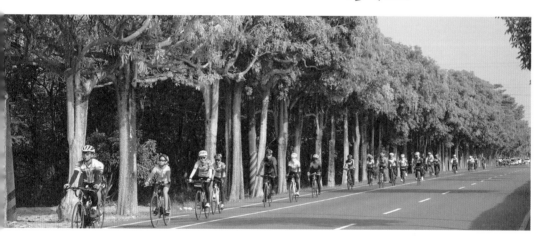

踩過的地方，輪印會不見，記憶可能也會消退，但心會記得。

有了第一天的騎乘當暖身及借鏡，大夥心裡落地許多，原來環島是這麼一回事。這天，新竹往台中的公路，平穩直長，需要更加地專注，警醒，才不會分神，也才能應付這一天相對於昨日較長距離的騎乘。

警醒不等同緊張

　　單車環島對很多人來說，最大的挑戰是路上多變的環境，單單只是想到這裡，一堆人就開始打起退堂鼓了。確實，騎在馬路上，我們除了要應付自身較可控的發生，也要應變週遭環境可能出現的突發狀況。而因應環境中較不可控的發生，除了可以事先挑選較適宜的騎乘路線，也可以詢問較有經驗的朋友，或是交由專業的承辦單位協助運作。除了以上所陳述的、我們可以事先做功課留意之外，建立一定的「專注力」、「警醒能力」，或許才是有助於我們克服這些內在深層恐懼，並且讓我們能夠安全順利地完成環島的首要關鍵。而這兩種能力也是我們在瑜伽及冥想課程裡，不斷地提醒大家練習、建立的。

　　很多人把警醒跟緊張、緊繃混淆在一起。事實上，緊張發生的時候警醒很難併存。或許我們可以因為意識到自己正在緊張，而提醒自己把專注力帶回來，來到警醒的狀態，否則緊張和警醒是很難共處一室的。

　　就像我們在瑜伽課堂裡練習單腳平衡站立一樣，在身體還未定、還在晃動時，若是我們處在緊張的狀態，抬起的腳很快就會回

到地面上。如果我們能夠意識到身體正在晃動,提醒自己馬上專注回到呼吸上,同時讓視線找到凝聚點,並且提醒自己有意識地讓腳底板的四端角落向下紮根(如第一章所說),如此一來就很有可能改變局勢,快速地讓自己找回停留在動作裡的穩定力量。

當我們處在緊張的時候,意識通常是渙散、沒有中心點的,注意力也容易被正在發生的事情拉走。而當我們處在警醒的狀態時,腦袋的思維運作會開始鬆弛下來,這時候精神反而開始清明且集中地擴展到整個意識場域,所有的行動都會在一種較靈敏的知曉下進行,這個時候的行動是具有直覺性的,不是去反應內在恐懼的直接性,而是凌駕在大腦思維運作之上的全然臨在,這種直覺能力啟動起來的狀態就像遠古人類,即使沒有羅盤、指南針、手機作為輔助,各個卻都有辨視方向的好本領。

騎乘的時候,也是如此。

在警醒、覺察的狀態下,我們會知道此時的自己騎乘是否夠專注,週圍的環境對此刻的我是否是安全的,我的體力目前是否還能負荷這內外環境的變化……。而且奇妙地,即使有突發的事件發生,處在醒覺狀態下的我們就是會有能力知道如何去行動、應變,進而有機會把損傷降到最低,這是因為警醒把我們帶進內在深度專

注的定靜裡而起出臨危不亂的高度行動品質。

帶領過我們練騎的資深騎士鄭其龍先生就曾經提醒我們，雖然我們都不想受傷，但如果遇到突發狀況真的避免不了，「如何安全地摔車」就是一件非常重要的事情。他說真的遇到那一刻時「記得雙手緊握把手，膝蓋向身體的中心內縮，如此就可以大大降低手掌、手肘、鎖骨、膝蓋重傷的風險。」而要在「那一刻」極短的時間裡做足這些調整，沒有警醒的意識來當機立斷是很難做到的。

專注、警醒從覺察呼吸開始

在瑜伽體系裡，呼吸練習（Pranayama）是非常重要的環節，甚至可以說它串起了瑜伽整個系統運作。整個呼吸練習過程不只在訓練自己規律有節奏的吐納，透過空氣進出身體內外的過程，也喚醒了我們由外向內觀照的覺察能力。有覺知地吸吐可以釋放掉我們內在深層的緊繃及壓抑許久的情緒，進而讓自己來到身心同步且穩定的狀態。只有在這樣穩定的狀態裡，我們的行動才有辦法運作自如、信手捻來，我們的意識也才能夠來到精微、專注、警醒的境界。

在為環島練騎的過程中，我們也得到類似的體驗。某次練騎，一位資深騎士特別提醒剛加入的新人「不要猛力亂踩，要留意自己的呼吸，呼吸的節奏穩定，踩踏的節奏就會跟著穩定。」這句話對有經驗的騎乘者來說，或許覺得老生常談，但對於一個還在騎乘領域摸索的長期瑜伽練習者來說，就像發現新大陸一樣，是個大觸動——「真的耶！萬法同宗，不是只有瑜伽強調呼吸，所有需要專注的行動都跟呼吸脫不了干係。」

沒有調節呼吸的踩踏，就像脫了韁的野馬，也許有速度、有爆發力，但很難有較高的持續力、耐力及應變能力，這樣的騎乘難以讓人集中精神，也易感到疲累。

成為自己行動的觀察者

馬路上變動的狀況很多，自身要留意的細節也不少：變速的調控、剎車的應變、停車時臀部需離開座墊以讓雙腳落地的移轉、紅綠燈的變化、人或動物突然衝出的可能性、車隊裡車友的騎乘變化、腦袋裡出現的各種訊息畫面、路邊的碎石凹洞及各種難以想像的路況（我們曾經經過像沙漠般黃沙飛滾的沙地）……有太多可能

會發生的情況需要我們去觀照留意，如果每個環節都要花腦袋去緊盯是很困難的，也非常耗神，因為我們的大腦很難同時做這麼多事情，但意識可以。而意識要能夠做到全面觀照，也是需要訓練的，瑜伽冥想的練習裡——「成為行動的觀察者」，就是一個非常實用的方法。不是觀察別人的行動，是觀察自己的行動。

想像在自己的言語間、行動上有一個你，正在看著目前正在說話或行動的自己，觀看的時候不評價，不貼予標籤，不戴上社會價值觀感的濾鏡，只是看著。

有痛苦的感覺？就看著。

開心的感覺，也看著。

悲傷？看著。

憤怒到極點？繼續看著。

當我們有能力用更高的角度看著這一切的發生時，就有能力將自己從事件本身抽離出來，即使事件還沒有轉變，情緒也還激盪，但我們已不再那麼容易被漩渦襲捲而下了，我們跟原本困住我們的事情開始產生距離，拉開了空間，當意識開始感受到空間變得不同時，能量便有轉變的機會，意識也才能隨著這個轉變而揚升。如此內在視野便會變得寬廣，心境也會隨之擴展開來。就像住在 2 樓的

人有一天終於站上了第 120 層樓往下看，開始看到原本在 2 樓看不到的景象，視野變遼闊了，眼睛彷彿也晶亮了起來，開始有更大的能力觀看事物的全貌。原本很碩大的東西，從第 120 層樓往下看，也都變得渺小了。

　　成為觀察者後，那些原本讓我們不舒服、不開心的極度嚴重的事情透過我們從更高的角度觀看時，好像也開始變得微不足道，事件在我們視角、心境轉變後，開始有了新的意義。原本痛苦的事反而成為轉化自己的管道，這也是為什麼印度諺語會説：「一切都有最好的安排」。如果能夠從中得到真實的體驗及領悟，人生會很不同。

　　在我自己第一次單車環島的 9 天裡，有一個類似的體驗。當時過度輕敵，在完全沒有準備的情況下就跳進了環島旅程，平路還能靠平日在瑜伽課裡建立起來的腿力及核心力量過關斬將，但每當遇及踩踏上坡，在心肺能力極度不足的狀況下，身心其實是非常痛苦的，當時終於可以體驗到什麼叫做「喘不過氣」。喘不過氣時，人的內在會不自覺得升起恐懼感，因為無法順暢地呼吸，會本能地感覺生命受到威脅，也會升起想放棄的念頭，是一種進退兩難的感覺。當時腦海中不禁冒出「想必自己當初要來到這個世界，準備離

開產道的時候，也是這樣的艱辛，一樣的進退兩難吧！」然而，在內在跑完一段「人生悲苦交響曲」之後，發現痛苦並沒有消失，而且還繼續無限擴大著，它完全沒有要放過我的意思，在強烈的求生意志使然下，覺得應該要使出平日冥想裡的訓練方法了，因為不是我們被製造幻象的心智搞垮，就是我們戰勝它，讓它成為我們的侍者。

「成為一個觀察者」——我開始嘗試著在痛苦的自己之上看著自己。

看著這個痛苦，也接受這個痛苦。

看著正在踩踏的行動，同時也觀察自己是否因為這個痛苦的存在而忽略了該留意的環節？

對，很喘。但我能不能在很喘的狀態下，儘可以維持穩定的呼吸節奏及踩踏？雖然無法像平日般的自若。

沒錯。大腿、臀部很酸。但能不能在肌肉很酸的狀態下，仍舊維持膝蓋不外八、不內壓，把膝蓋維護在穩定的位置上，讓大腿前側的四條肌肉及後側肌群併肩作戰、齊力斷金？

很疲累？對。但能不能繼續花點心思顧及到肩頸、手臂、手腕、腳掌的位置？手指頭及腳趾頭是否開始繃緊了？因為平日瑜伽

練習的身體經驗告訴我，這幾個地方若是過度緊繃，也代表著大腦開始處在過度緊張的狀態，大腦一旦開始緊張，很快地，人就會開始疲累。這樣的話，就什麼都不用玩了。

當我開始接受痛苦的存在，並且把專注力放回行動本身時，一切的流動就開始轉變了，心境上開始從隱晦的「受苦受難者」身份轉變為找回自我內在力量的「覺察者」，這種很潛意識的內在身份認同的轉變，會馬上改變一個人的意識狀態及能量場域，很神奇的是，痛苦感受竟然開始大大地降低，身體也開始重新找到豐盈的活力。而這樣的覺察，我們在瑜伽冥想課裡其實已經練習過數百數千次了，只是能夠在新事物的行動體驗上得到相應的收穫，更是讓人確定過往所有向內觀照的努力，都沒有白費，都非常值得且珍貴。

放下時間，就在當下

時間其實是個概念，它的存在之於心智其實是相對的，但非絕對性的。

就像我們跟喜愛的人在一起的時候，總會感覺時間過得特別快，而跟讓我們感到有壓力、不自在的人在一起時，就特別感到度

日如年。一樣的時間，因為心智狀態不同，人就會有完全不同的感受。所以才會有人說時間其實是個幻象，它不是真實的。

而當我們進入到全然專注的狀態時，心智會彷彿進入一個細洞，從洞進去，意識會不斷不斷地鮮明起來，大腦的思維運作會暫時退到最後面，這時候只剩當下，沒有過去，也沒有未來，一切都是立即地被接收，立即地被感知，每個行動都是清晰的，甚至連應變能力也變得像豹一樣，比平日迅速立即。那些屬於過去的懊惱、失落、悲傷不在此刻，對未來的期待、幻想也不屬於現在，每一幕都是明明白白、清清楚楚，時間在此刻不復存在，「當下」或者「行動」成為取代秒、分、時的時間單位。而當自我完全消融在當下時，深度的洞察能力就會不喚而現。

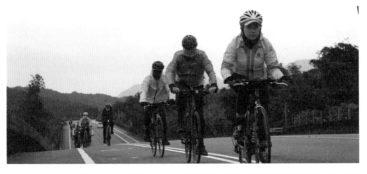

當我們進入到全然專注的狀態時，大腦的運作會暫時地退到最後面，這時候只剩當下，沒有過去，也沒有未來。

　　單車環島的過程中，因為感官完全投入，全然專注的意識會讓我們待在每個當下。環島時騎乘約 50 分鐘後會有一次休息，這個休息變成了新時間單位之間的頓點，分秒不復存在，50 分鐘彷彿成為當下狀態新的時間單位。處在當下時，會讓我們暫時離開過去，不再過度地期待未來，此刻就是生命的全部，「安住當下」成為了心智的新模式，這是為什麼多數人單車環島結束後，返回日常作息時，會訝異心境竟然有了大改變，看事情的視角也開始變得不同，很大一部份是因為當下把我們暫時帶離了思緒或內在的困境，意識重新斬獲清明。從另一個角度來看，我們被當下「洗淨」療癒了。

專注會帶來平靜，平靜會長出活力

　　當我們夠專注，內在會打開一個空間，這個空間裡存有深度的寂靜，而這種深度的寂靜可以包容所有的訊息、聲音，振動，寂靜的空間裡含納無聲，也包容有聲。寂靜與聲音沒有衝突，在深度的寂靜裡，對立的二元被打破了，存有的只剩「當下」，沒有了二元對立，沒有了不相容的張力，沒有好壞對錯，沒有糾結，沒有衝

突，所有的一切都潛藏著無限可能，當意識浸潤在這些「可能」與「機會」裡時，人的內在會長出希望及活力，一種相信自己可以跨越所有阻礙，同時又明白「一切都有最好的安排」的知曉，會油然而生。

* 環島趣聞

瑜伽人環島，多數人總是十分認真，全力以赴，
環島期間領隊會給一些口號來激發大家的士氣，
口號印記深植人心，
噗嚨共瑜伽人 2 號連入睡了還在喊：「GO! GO! GO!」

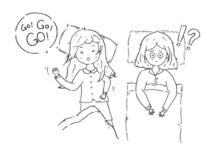

環島 Day 3　　和諧

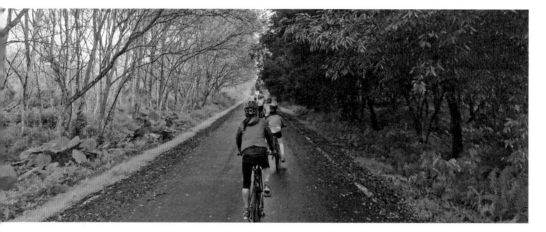

有意識地重覆同一件事，並且在其中保持覺察，可以讓人進入深層定靜的詳和境界。

從台中到嘉義，穿過很多城鎮，經過了很多人的外婆家，也越過了濁水溪上的西螺大橋，這天的路程不到 100 公里，可以有比較寬裕的時間享受風景，也可以有比較多的機會調節內在節奏，跟自己在一起。

令人著迷的行動

不知道大家是否也曾經有過一樣的疑問：單車騎行看起來明明就只是雙腳、雙輪的活動，而且也只有上抬跟下踩這兩個單調的動作，為什麼會有這麼多人著迷？

除了大家常說的運動會讓人心情愉快外，透過單車靈活的移動可以去到很多汽車難抵達的地方，會引動一種新鮮、新奇的感受；乘在單車上也比坐在汽車裡更容易讓人靠近大自然，享受地、水、火、風的直接洗禮，這些都是讓人愛上戶外踩踏比較立即可見的外顯因素。

不過從一個有長期冥想習慣的瑜伽人角度來看，透過雙腳劃圓的單車騎乘裡有 3 個特質，幾乎跟我們動態冥想的狀態如出一轍，而這些特質可以幫助我們有能力往內安住，打開和諧的能量場域，並且觸及內在深層的定靜及喜悅。

重覆、節奏、流動

有意識地重覆同一件事情，會在我們的內在產生一定頻率的節

奏,這種特定頻率脈動對我們的影響,和古老傳統調節身心能量的工具——銅鑼、頌缽的聲音運作原理一樣——透過振動深入一個人的內在,將不和諧的內在頻率脈動調整到和諧,讓身心有了轉變的機會。

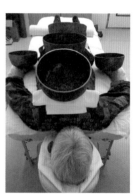

頌缽的聲動是一種調節身心頻率脈動的能量療癒方式。

　　瑜伽冥想裡,也常運用重覆性的律動來讓人深入內在,喚醒定靜。例如,專注在重覆性的呼吸節奏裡;雙手不斷地舉起及放下的重覆動作,或是在動作進行中重覆地發出一樣的聲音。這些表面上看起來像宗教儀式般,事實上卻需要全然覺知的單調練習,其實都是為了讓我們的意識透過這些重覆性建立向內連結的能力,進而把對外過多的關注從外境移向自身。

內在？內在有什麼值得關注的？內在可有趣了。

每個人的內在都存有一份和宇宙同頻共振的寂靜，在這個寂靜裡有著精微的、規律的、需要深度進入才有辦法覺察到的、比奈米還奈米的脈動，當我們時刻都能夠感受到這個高頻、超越大腦思維的深度脈動時，人會變得非常定靜並且具有高度的洞察力、行動力及創造力，人會在這樣的時刻當下感到滿足及喜悅。

所以，透過外在規律、重覆性的行動，可以幫助我們進入內在深處的高頻空間，再從這個深度寂靜的空間中，覺察到那原本就存在於我們內在、卻因為外在聲音太多太煩雜而讓我們長期失去連結感的精微脈動。這是一個從「動」中覺察到「靜」，再從「靜」中意識到「動」的過程。這也是古印度瑜伽聖哲 Krishna 所描述：「一個能夠洞察到動中有靜、靜中有動的人，他是最有智慧的人」的高度覺知境界。為什麼是最有智慧的人？因為所有原本就存有於我們內在的智慧，都會在有覺知地動、靜相互交織的律動之間展現。因此有意識地重覆同一件事，並且在其中保持覺察，可以讓人進入深層定靜的高頻意識狀態，不管當時我們坐的是單車坐墊，還是瑜伽墊。

和諧是一種本就存有於我們內在深處的品質

常聽經驗老道的車友分享「儘量不要騎在踩踏忽快忽慢的人附近」。一開始覺得只是安全考量，因為在忽快忽慢的人附近騎車你不知道他什麼時候要慢下來、停下來，什麼時候要變換車道，騎在這樣踩踏不穩定的人後面，「當心指數」通常要拉的非常高。後來幾次跟在踩踏節奏順暢的朋友後面騎車，才發現原來順暢的踩踏會讓人起出一種安定、安全、信任的感覺，那是一種透過外在有節奏的集體行動，喚醒個人內在深處的和諧感受。這跟我們在瑜伽練習裡梵音唱頌、銅鑼及頌缽療癒的體驗很像，不同的是頌缽、銅鑼、瑜伽冥想是透過聲音的脈動往內深入誘發、喚醒那原本就存在於我們內在的和諧流動，而騎車則是透過雙腳踩踏啟動這個能量，這也是為什麼很多人會在心情不好時，跑到海邊看浪、聽海浪聲，因為聆聽浪濤有節奏的拍打聲也可以調節內在不和諧的狀態，節奏規律的海浪聲讓情緒平靜下來，並且達到療癒的效果。

所有的內在療癒都是透過能量振動去清理阻擋我們去觸碰內在詳和律動的障礙，這也是為什麼一堂瑜伽課後、唱頌後、銅鑼及頌缽療癒後、具正面能量的對談後、有覺知地舞動身體後、長距離騎

乘後、看海後，我們會感到特別的放鬆、靜謐及擴展。

這裡想再多點著墨常被誤解為有宗教色彩的「唱頌」。

瑜伽練習到了一個階段，多數的練習者都會開始嘗試冥想。冥想有很多形式，最常見的是靜坐。而在瑜伽練習裡，很多靜心冥想是搭配有能量的古梵唱頌，尤其是昆達里尼瑜伽 Kundalini Yoga 這個系統。唱頌不是唱歌，它或許被宗教引用，但本質其實是超越宗教的。靜心冥想之所以會有唱頌，最主要是取其「能量振動」。能量振動表現在感官可接收的形式上，有兩種：其一是我們所聽到的「聲音」；其二，我們往內連結而接收到的屬於直覺性的「訊息」，所謂的「聆聽內在的聲音」指的即是這個（這裡的訊息指的並不是想法、念頭，而是來自於內在智慧的直覺性感知）。

梵唱不是巫術，也不是神祕學，但它喚醒了每個人「生而即俱」的內在能力，事實上，如果沒有透過這些直覺性的感知及連結，這本書是很難被完成。

當人的意識提升到較精微的感知狀態時，會感受到自己內在深層的脈動，而這些脈動會在意識裡形成一輪又一輪的脈衝，如上所述，這些精微的脈衝所形成的流動，彰顯於外即是「聲音」或「訊息」。當一個古瑜伽聖者進入到自己的定靜，體驗到這些脈衝時，

自其內所發出的「聲音」具有強大提升人們的力量，可以為傳唱這些聲音的人帶來安定、愉悅的感覺，並且引動、開展人們內在神聖、和諧的能量場域。

　　所以聲音的傳唱只是表象，重點是聲音背後的振動。若是我們可以長期讓自己保持在這種和諧、穩定的振動頻率脈動裡，相對之下也會減少很多對立或糾結的情緒的發生。這樣從內綻放的和諧頻率，是一種冥想品質。是一種內在處於泰然的節拍，不急不徐，它的運作可以線性地協助生命圓順的流動，也可以面性地擴展內在的視野空間。而在這樣和諧的脈動及擴展裡，不管張顯於外的是騎乘行動，還是需要安住於當下的如如狀態，都可以被掌握地很好，呈現出當下流動裡最好的品質。

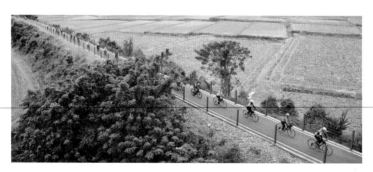

從內綻放的和諧頻率，是一種冥想品質，是一種內在處於泰然的節拍。

在我們的瑜伽課裡，時常在課程的後半段進行唱頌冥想，當聲音規律並持續地進行一段時間之後，全體的振動頻率就會進入到一種和諧的狀態，這樣和諧的振動趨近宇宙初始的脈動，當唱頌結束，聲音停了下來，大家進入深度靜默時，常常可以聽到窗外鳥群也以規律的高頻叫聲回應著當下我們稱之為「沒有聲音的聲音」的純淨脈動。

單車踩踏到一定的流暢階段時，也會讓人有這種和諧、順暢、與天地合一的感受。這跟踩踏的快慢沒有關係，是一種一個接一個的順暢感，就像是一首渾然天成的曲子在心中迴盪，或者河流在身體這個山谷裡流動一樣，會有一種充滿無盡生命力，同時又全然被整個世界包覆、接納的圓滿感受。

還記得環島裡的某一天，微雨，頗冷，整個上半身都被雨衣包覆，在安全帽裡的自己充滿了寧靜感受，當雙腳輕盈、踏實且流暢地踩過一條湖邊小徑時，湖面上一群白鳥也跟著同步飛行，劃過湖面，當時瞬間即被「整個宇宙都來呼應自己內在靜謐的全然擴展感受」所充滿，正如我們常在瑜伽練習裡所陳述的 當我們能夠時刻感受到和諧的脈動時，外在世界的平安及豐盛就會自動地向我們走來。

　　而這也是昆達里尼瑜伽智者 Yogi Bhajan 所談及的境界：「如果你快樂，快樂就會來到你的身邊，因為快樂想去到快樂所在的地方。」　(If you are happy, happiness will come to you because happiness wants to go where happiness is.)

　　找到能夠讓自己內在時刻安住於和諧的方法，不管在什麼情境下，我們都會處在能夠穩定自身整體世界的喜悅裡。

　　而這種喜悅，超越快樂。

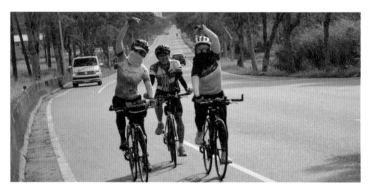

即使壓後，即使仍有挑戰，都沒有忘記要快樂。快樂是一種選擇、一種能力、一種生而為人的權益。

* 環島趣聞

還是噗嚨共瑜伽人 1 號的戰績

噗嚨共瑜伽人 1 號總是騎在隊伍的後段，

某次站在路邊拍照的領隊終於看不下去，

在拍照的空檔推了她的背助騎一把。

「欸欸欸，你不要推那麼快，這樣我的腳會來不及踩！」

「…………………………」

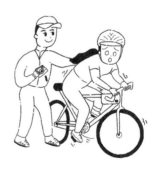

孤獨與連結

環島 Day 4

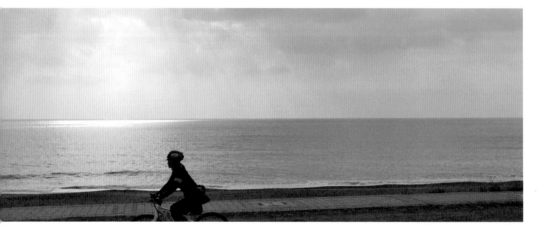

當我們接受「孤獨」這個現狀，並且進入內在定靜的頻率脈動時，會跟整個宇宙接軌，會在一種全然的連結裏，這時連從雲間灑落的光束都像是來自無限深度的祝福。

嘉義往高雄，這天通過了北緯 23.5 度，跨進了熱帶，開始感受到南台灣的「熱」情。約 125 的公里數，是出發以來距離最長的一天。高雄的機車除了多，還是多，下班時間單車騎在密密麻麻的機車網絡裡，會讓人有股衝動，想直接棄車跑步進飯店。

一個人的事——孤獨

孤獨是中性的，指的是獨自一人，它不等同寂寞，是一種境界及空間，它是我們能夠向內連結及與人真誠相處的重要根基。

自行車騎乘跟自我探索、冥想、內在覺察一樣，其中的體驗是非常個人的事。或許你可以在夥伴爬坡，爬到氣喘吁吁快不行時，推他一段，但你不能把腳放在他的踏板上代替出力，也不能只是透過陳述你的騎乘經驗，就可以把這些經驗完全拷貝到他的經驗庫裡，成為他的。瑜伽課裡我們可以告訴一個人怎麼做劈腿，但不能代替他拉筋。我們能夠引導一個人進行冥想，但無法進入他的意識幫他冥想。體驗完全是個人的，是需要切身碰觸的，旁人是無法把體驗原封不動地傳給我們，即使感同身受的分享也只是趨近，它無法取代真實的經歷。

所以從某個角度來看，騎乘是一個人的事，冥想是一個人的事，自我探索是一個人的事，即使旁人很想幫忙，或許也幫了一些忙，但最後突破的關鍵點還是自己，真正能夠一路過關斬抵達終點的，也只有自己，因為接收、感知的人只能是自己，也只會是自己。但也因為關鍵的那個人是自己，若是我們想要穿越挑戰，完成

想要完成的事，最有效的方法就是把觀照放回自己身上，只有關注回到自身，那些切身發生的經歷才能隨後牽引出我們內在的智慧。

自行車騎乘也是一樣，我們必須全然地回到自己的專注點上，才能夠建立起屬於自己經驗裡的應變能力，別人或許可以分享意見，但它不能成為你的，而當我們培養起高度的跟自我感知相應的應變能力時，就可以順暢地起步、換檔、煞車、平衡，和車子、環境融為一體的深度連結感受就會出現。

不只是一個人—— 連結

對，就是這種「融為一體」的感覺。

當我們能夠體驗到融為一體的深度連結感受，騎乘這件事就不再只是一個行動，它變成了一種狀態，它不再是表象上可切割的動作，騎乘者融入踩踏的節奏，而節奏也進入人的意識裡，人、車與踩踏行動瞬間合而為一了，當剎車不需要去想要從哪一邊先剎，變速不需要去想我要變輕還是變重，所有的行動都是渾然天成時，不被規則束縛住的「自由」感受便會油然而生。這種自由的感受會再加乘回到我們的感知裡，讓我們可以以一種全新的意識狀態及視角

去體驗及看見。當我們以這種全然自由及擴展的心在大自然間騎乘時，就可以感受到所謂的「身邊劃過的風景、天空飄過的雲朵、路邊經過的花海、潺潺流動的山谷小溪，都是來協助、支持我們與整個萬有連結」的超然境界。這不是幻想，是一種超越表象的合一感受下所得到的美妙體驗。

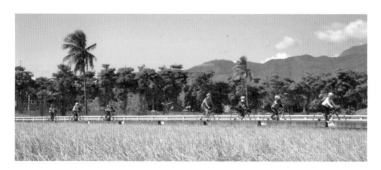

與這片天空、這座小林、這塊稻田的連結相遇就只這麼一次了，再來過都不會是同一朵雲、同片葉子、同株稻穗。當下是如此珍貴。

我們接受孤獨，進入孤獨，再從孤獨裡經驗到融為一體及自由，也透過自由的心境感知所處的環境，體悟到「所有一切都在連結裡」的合一狀態，這一個非常舒心的境界及發現，原來！孤獨與連結之間是有橋的，搭起這座橋的是不被框架侷限住的「自由」及

跨越分離感的「合而為一」。

當我們體悟到這點時，就不會覺得一個人做事、一個人騎車是寂寞的，一群人行動、共騎時，也不會覺得失去了自己，我們可以在各種不同情境下自若自得。一個人的時候可以享受一個人的時光，與人共處時，也懂著尊重對方的自由，在交流中給出適當的空間，這是瑜伽教導裡所說的「兩極」，也是愛與關係的真諦。

真正的愛是懂得給對方、給自己空間，也懂得如何和需要空間的伴侶相處，看起來像對立的兩極其實是可以併存的，也必須併存，我們的生命才能處在平衡的狀態裡。而我們需要下功夫的，是如何認出串起兩極的智慧，這需要深度的覺察及敞心的體驗。而當我們能夠在兩極悠然移動時，我們就更能夠處在全然自在的狀態，生命裡的每個角色都可以被帶入智慧，每個當下也都能夠順心安住。

* 環島趣聞

少部份的瑜伽人是在環島前最後一兩個月才決定參加的，
所以出發前公路練習的次數並不是這麼多。環島的第一天剛上馬路
「妳平日出門是不是都是開車？」
噗嚨共瑜伽人 3 號：「對啊！怎麼了？」
「因為妳的腳踏車一直往快車道偏移，
妳會不會以為自己還坐在汽車的駕駛座上？」
「…………………………」

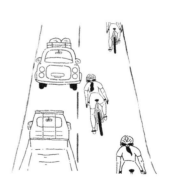

跨越
與
擴展

環島 Day 5

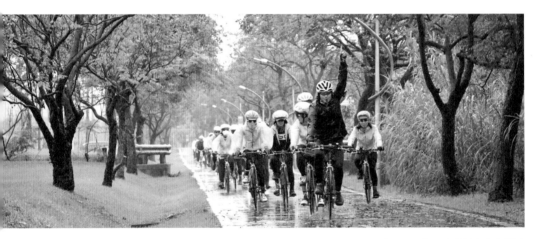

環島的過程除非特殊情況，否則風雨無阻，生命中有這些風雨無阻的體驗是好的，它會讓人在必要時刻，「可以」風雨無阻。

高雄往屏東的路上，道路寬長且直平，相對於西岸其他城市，景色更加地開闊，海也更加地湛藍，靠人很近。老天爺過度眷顧時，還會遇上落山風。大夥二次環島的時候，就活生生地經歷了一場狂風掃射的天地戰役。

相信並行動就會看見

從想要環島到真正踏上環島的路，這個過程對很多人來說是有障礙的。他們之所以不敢向前跨出第一步，多數的人不是沒有能力，而是沒有相信自己可以完成的能力。西元 2019 年我們開始為單車環島做練習的時候，路上遇到一位騎乘狀況非常好的車友，當時熱情的他分享了很多騎乘的經驗及技巧給我們，但當他聽到我們要去環島時，卻露出非常驚訝的表情，說「你們要去環島？我騎了這麼多年都還不敢去環島，你們竟然敢去！」

「所以我們出來練習啊！」

對！練習非常重要，但除了練習之外，其實還有一個更重要的──「相信自己可以跨越一切障礙，走向自己真正想望的方向」的能力。

對未知保有信任，帶著這份信任去體驗、練習，會讓人以乘倍的速度進步躍進。即使一開始沒有這麼相信，也會在不斷累積的練習及經驗中，碰觸到「原來我真的可以」、「原來沒有這麼難」的體悟。

原來站姿前彎時，要讓雙手碰到地板沒有這麼困難～

原來我可以踩這麼長的距離～

原來我可以做這麼久的冥想，31 分鐘彷彿只 10 分鐘的光景～

原來陽明山的山頂沒有想像中這麼遠～

原來爬坡不只有疲累，堅持過後，身心舒暢原來是這種感受～

「原來」踩碎了不確定，「體驗」讓我們經驗到行動之前無法碰觸到的可能性，「行動」協助我們看見自己的潛能。當我們對未知越來越有確定感時，便不再那麼恐懼那些還未來到的，也不那麼恐懼未來，就可以帶著「一切都是體驗」的心態去經驗當下的每段發生。這樣的轉變對於心智是一個很大的躍進，原本畏縮的人可能開始變大方了，又或者原本事事推責於他人的人，開始在內在升起能夠擔負起責任的能力了。

這就是我們常說的擴展，擴展必須從體驗而來，體驗才能協助大腦經歷真實，單靠大腦運作，是辦不到的。這也是為什麼當一個人經歷過大風大浪後，心境心態上會有很大的轉變，那是因為體驗「強行地」進入了他的世界，改變了大腦認知，轉化了他。

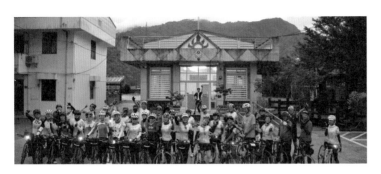

北回歸線剖劃過這個派出所,派出所叫「春日」。北上過這裡,代表著我們從「熱帶」跨進了「亞熱帶」。有時候跨越只是一線之隔,但過了,就會知道一切都不一樣了。對!你會知道的。

　　幾年前還是生手的我們完成了第一次自行車環島,截至今日也已完成了兩次(我自己則是第三次),每一次都有不同的收穫及體驗,然而再次見到這位朋友時,他還是沒有出發,心智上的禁錮讓他裹足無法向前。所以,有時候我們可以問問自己,讓我們停滯無法向前的,真的是不行?還是不願意?也許我們會說,我是願意的,我真的想去。但其實這裡說的「願意」指的是,願意打破自限的框架,願意相信有一個腦袋想像不到的豐富收穫就在前方等著我們看見、拾取。

脫胎換骨的心肺

馬路不會都是平的，騎乘在路上免不了遇到坡，爬坡除了考驗腳力，對心肺更是一大挑戰。瑜伽練習雖然也有來回蹲下又站起的動作，但畢竟是少數，時間也不長，但爬坡有時候一爬就是十幾分鐘，甚至更久。這對多數都在室內做練習的瑜伽人來說，是一個改變身體使用模式的大挑戰。不過，這其實也是個好機會。我們常說把心打開、接受所有的發生，對於呼吸、心肺的運作大改變時刻，是否也能保持一樣的自若，漂亮話語不能只在瑜伽課裡才講，才願意相信，真正瑜伽心念的落實，其實是在下課之後的日常。

爬坡會讓心肺大量地工作起來，對於很少接受挑戰的心肺來說也是一個大跨越。但也因為心肺被激發，位處心肺處的心輪相對地也會跟著擴展開來，這會讓人產生一種你我無分，彼此都在連結裡、充滿愛及祥和的感受。這也是為什麼雖然我們常常喘著踩上頂峰，但到了山頂時，卻有一種內在十分寧靜、被整個世界包覆照顧的踏實感受。

歸零的能力

　　長程騎行不只考驗體力，也挑戰心智。有時候陽光炙熱到整個人好像在下一秒鐘就會融化掉一般；霸王級寒流來臨時，手指頭彷彿變成了十根小石柱，難以動彈；屏鵝公路上的落山風一起，天崩地裂般，連握緊把手都變得十分挑戰。環島的路上各種可能都會發生，即使只是無坡平路，都有可能騎到晃神、厭世、想睡。多數人會說那就靠毅力撐下去吧，但從瑜伽冥想練習的心智運作角度來看，有一種品質可以凌駕在毅力之上，它甚至比毅力還更能夠讓人堅持下去。那就是──「歸零的能力」。

　　毅力是一種心智狀態，而歸零的能力，是屬意識的，是一種超越心智的冥想狀態，它凌駕在正向思考、負面想法之上，是中性的，可以擴展一個人的內在空間。因為只要跟心智掛勾，多數都有侷限，超越心智就沒有界限，而且在這樣的狀態下，體力及精神的耗損也會降到最低。

　　印度靈性大師 Sadhguru 曾經説過一段話，正好為這樣的轉化下了一個很好的註解：「如果你只以作為身體和頭腦而存在著，便難免有痛苦。而冥想意味著超越你身體和頭腦的侷限，並且了知

自由。」(If you exist here only as a body and a mind, suffering is inevitable. Meditation means to go beyond the limitations of your body and mind, and know freedom.) 當我們有自由意識去轉化我們所處的情境對我們的影響，跨越了心智的糾結、擴展了內在空間，我們才能說我們是自己的主人。

歸零指的是——

「好，我知道了，現在快到臨界點了，開始進入了我不熟稔的情境了。」、「我累了，我有點不耐煩了，我快失去感受體驗的樂趣了。」、「好！那我重新來過。我調整呼吸，讓呼吸重整我內在的步調，也讓自己的心回到出發那一刻的純粹，沒有摻雜此刻這麼多情緒及負面感受的那種純粹。」

這是一種經驗的暫時淨空。

經驗沒有不好，經驗可以讓我們減少錯誤，幫助我們更有效率地完成事情，但經驗有時是個限制，它容易讓我們對對象貼上標籤，讓我們的心無法不帶染污地去體驗。就像如果我們要開啟一段新的戀情，卻還是帶著與過往戀人的相處經驗進入一段關係，那麼這段新的戀情必然會沾染來自於過去的偏頗印記，這樣對新的關係是很不公平且易產生誤解的。騎乘也是一樣，連續幾天長距離騎乘

下來，身心多少會開始進入一定的疲累狀態。暫時地將「經驗庫」裡的檔案淨空，觀想自己回到初始那天的意識狀態，就可以幫助我們再次地獲得新鮮的能量，重新找到繼續向前的充沛活力。

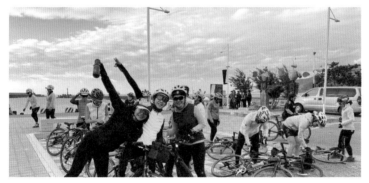

因為心擴展了，天空的遼闊才開始有了意義。

歸零重整內在力量

某次證嚴法師帶著信眾去爬山，眾人爬得氣喘吁吁，法師卻不急不徐地緩步向上。到了山頂有人問「法師，為什麼你看起來一點都不累，也不喘？」

他說「因為我把每一步都當做第一步。」

這就是歸零的力量。

　　梵文 Shunia 的「零」指的並不是什麼都沒有，它代表的是初始，象徵著無限可能，也代表著豐盛，所有此生我們需要的都已經俱足在我們生命裡面的豐盛。

　　「歸零」這個方法很有用，它可以讓人在經歷困境時，仍能保有一定的穩定度，寧靜地走過艱辛。就像飛鳥即使低空飛過水面，仍可以不沾濕翅膀地再次凌空翱翔一樣。在瑜伽冥想課程裡，我們做過很多這一類的「歸零」練習，有些練習需要練習者把雙手向兩側平舉至肩膀的高度，並且停留在這個姿勢裡 11 或者 31 分鐘。如果單靠蠻力是無法撐完 31 分鐘的，在這個過程中需要我們不斷地允許（感受的出現）、接受（此刻的所有發生），才能夠跨越心智的喋喋不休，才有能力歸零。當我們最後一刻抵達，將手放下來時，才發現原來自己已經翻越了內在一座又一座的小山，踩碎所有小我不斷告訴自己不可能的負面話語。把這樣的情境模式放在自行車爬坡上，不也是一模一樣？只是一個是坐在瑜伽墊上，一個坐在單車座墊上，一個靜態不動地待著，一個重覆地踩踏持續著，而動、靜就在天秤的兩端，它們是一體的。若是我們在靜中不能感受到流動，或著在動中無法體會到深度寂靜，是很難完成具有挑戰的事情的。所以，把單車騎行比喻作一場「在靜中看見動，在動中體

驗靜」的深度冥想,真的一點都不為過。

　　環島 9 天裡,每天晚上我們總會做瑜伽來為一天的騎乘劃下句點,除了伸展身體,打開緊繃的空間,讓身體裡的生命能量 Prana 可以更全面性地流動外,伸展後的大休息更是個不能被忽略的重要過程。大休息是一個讓自己內外歸零的重要時刻,在這個時刻裡,我們的身心完全安靜下來,更有機會體驗「在寧靜中感受到動態的氣仍舊如剛剛騎乘般地繼續運作著」,這會幫助我們深度地連結內在源頭充沛的能量,讓身心重新找回元氣及動力,而這樣歸零後的蓄能,也可以為隔天的騎乘在身心上做更萬全的準備。

＊環島趣聞

瑜伽人車隊行經屏鵝公路,首次經歷行前沒練過的屏東特級名產——落山風。

有人幾乎是打斜著向前挺進。有人瞬間被平移再繼續踩踏。

有人的安全帽被吹飛了。有人直接被吹落在公路邊的沙地上。

有人直接站在原地,無法前進。大夥彷彿經歷了一場戰役。

戰役結束後,驚恐的噗嚨共瑜伽人 4 號忍不住向領隊建議:

「你覺不覺得我們一行人應該繞著那台最大的土地公廟騎一圈,好好地收一下驚?」

噗嚨共瑜伽人 5 號:「不,應該要繞三圈,才會靈驗。」

「..........................」

釋放與療癒

環島 Day 6

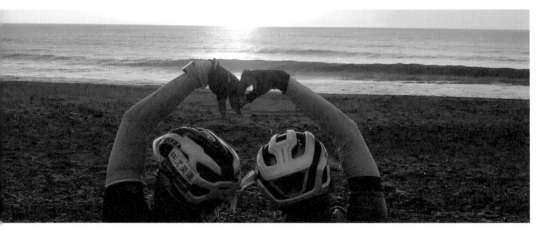

回到大自然是身心對療癒的深度渴望。

這一天進入台灣的東部，需要爬過一座山、三座丘陵。壽卡這個地方是個指標，好像上到這裡，就可以得到所有神靈祝福一般，每個人都奮力地朝它前進。爬壽卡是這個早上的聖典。然而殊不知，真正挑戰的，是午餐後的 3 座小丘。

回到大自然是身心對療癒的深度渴望

很喜歡壽卡上的景色，天氣好的時候，騎在山林間，就像穿梭在一幅油畫裡，色調飽和的紅藍綠，搭配清新的空氣、和煦的陽光、剛好比例的濕度、唰唰唰而過的輪轉聲，在這裡會捨不得花心思想其他的事情，不過也無法想其他事情，因為必須專注在頗有挑戰的爬坡上。

路上會經過一座很可愛的小學——「牡丹國小」，小學建築色彩繽紛，卻不招搖，教室建得低低的，相對於所臨處的高山，這樣的高度顯得親民，門口圍牆上有個大大鑲著牡丹花的英文字LOVE，散發著甜蜜氣息，在靜靜的校園裡繞上一圈，掃行一段，爬坡的疲累會立馬消減一半，這是個具有療癒能量的小學。不過記得，掃行要靜，孩子還在屋裡學習。喧嘩吵鬧，自己也得不到靜謐裡的美好，更不用說療癒了。

喜歡這裡。如果你也喜歡這個地方，代表著你的內在也有一塊相應於它、能夠自我療癒的淨土，記得在這裡也一起把它喚醒。

單車是一種很特別的移動工具，可以隨順自然地騎，也可以急速前進，不同的速度會跟週遭的景色共振出不同的感受。它跟機車

一樣，騎乘者包覆在移動工具之上，跟公車、汽車、高鐵的駕駛人處在其內是很不同的，單車騎士徜徉在大自然間，透過雙腳的踩踏直接與天地、整個大自然所架構出來的空間做連結。當人處在其中，與這些宇宙裡自有其和諧脈動的基本元素共振時，這些元素（土、水、火、風、以太）就會來調節我們長期過度使用大腦的狀態所造成的內在不平衡的節奏，幫助我們重新找回內在穩定祥和的生命脈動。這也是為什麼人在低落時，總是想往山裡、海邊跑，那是一種有限個體想要回到如羊水流動的無限裡的渴望，當人回到大自然的懷抱時，身心就會安定下來，因為我們原本就是渴望處在這樣簡單純粹的狀態裡，這也是為什麼大自然之於人類會具有如此強大的療癒能力。

　　第一次瑜伽人集體環島時，有件事讓我印象深刻，即使過了數年還是沒忘記。那是騎乘第六天剛爬過壽卡後的午餐時間，一位學生過來分享「過了壽卡，下坡後，迎向眼簾的是一片藍，只是望著那片廣闊的藍就讓人忍不住掉下淚來。」那是一場很大的釋放，彷彿所有的糾結在此刻都被熨平，曾經有過的傷痛都得到了療癒。直到此刻都還記憶猶新，這個真誠又令人感動的分享。

騎乘引動脈輪轉動

　　瑜伽的核心結構裡，脈輪是很重要的一環，它跟生命能量、氣（Prana）一樣，肉眼看不到，但這些能量轉動中心確實存在著。正常狀況下，脈輪的氣就像運轉中的車輪，都是順暢流動的，當人遭逢挫折、困境、鉅變時，這些順暢運作的氣輪就有可能被影響，形成卡頓、能量不平衡的情況。如果可以將這些不平衡的能量調節回來，讓脈輪再次地順暢運作起來，那麼就有可能改變一個人的身體狀態、情緒、看事情的角度，甚至性格。這樣的調節過程，我們也稱之為「能量療癒」。

　　例如，當人在經歷重大人生變故時，若是悲傷到說不出話來，就容易導致能量卡頓在喉輪處，喉嚨處就容易時常感到有束西堵住，到醫院也很難檢查出所以然，這樣有病徵卻查不出病因的情況，卻很有可能經過瑜伽練習的調節，或聲音的唱頌，銅鑼、頌缽的共振，而得到抒解，甚至不藥而癒。這就是為什麼時至今日現代醫學如此發達的狀態下，這些古老的智慧還是佔有其一席之地。

　　有關脈輪的分類及介紹，可以參考下頁圖表。

▼脈輪的分類及介紹圖表

名稱	第一脈輪	第二脈輪	第三脈輪	第四脈輪
脈輪次第	根輪（海底輪）	生殖輪	臍輪	心輪
位置	位處脊椎根部，在肛門及性器官之間，雙腳也常被歸類在根輪裡。	位於性器官、生殖腺體、腎臟、膀胱。	位於丹田、太陽神經叢。	涵蓋肺及胸腺。
運作順暢時的品質狀態	自身會具有安全感、存在感、踏實感，也會給他人可靠、可依賴、忠誠、穩定的感受。有能力建立自律的慣性，也可以接納自己。	看見並接受自己對合一的渴望，那是一段穩定關係的基礎，也是創造新事物的源頭。對性抱有積極、放鬆的態度，能夠發展負責的親密關係，具有創造力，也能夠以創意視角看生命。	具有看見自我的價值、內在真實的力量的能力，從而尊重自己。能夠承諾並且有能力信守承諾。	這是一個從「我」走向「我們」的能量中心，開始懂得去愛、理解他人。靈性覺知開始甦醒。愛與慈悲得以綻放。
運作不順暢時的品質狀態	常處在恐懼裡，沒有安全感，感到生活是種負擔，感覺自己不屬於這個世界或自己的家庭或文化裡，排泄系統容易有問題。原生家庭的議題也容易顯現出來。	易有過度拘謹、冷淡的情緒，容易感到內疚，人際關係上很難負起責任，易有生殖系統或腎臟的問題。	因看不見自我價值及力量，所以容易憤怒、想向外抓取所需而易顯貪婪，也容易感到羞愧及絕望，易為了得到他人的認可而順從，否認自己的想望及情感，消化系統容易有問題。	過度依賴他人的愛及情感、害怕被拒絕、冷酷無情、過份（強迫性）助人，易悲傷、執著，對週遭環境易有隔閡感。

名稱	第五脈輪	第六脈輪	第七脈輪	第八脈輪
脈輪次第	喉輪	眉心輪	頂輪	能量圈
位置	位於氣管、喉嚨、頸椎、甲狀腺。	位於兩眉之間。	位於頭頂。	位處電磁場。
運作順暢時的品質狀態	話語具有力量，懂得聆聽，有能力講述真理，講出來的話會被信服。	具有直覺力、有智慧、能專注，並具有強大投射能力。	能與高我意識連結，具有高度臨在、謙卑、廣闊的特質，能達到開悟、合一的境界。	會有一種被宇宙整體保護的感覺，並且有強大的投射願力的能力。
運作不順暢時的品質狀態	表達及描述能力不佳，過度羞怯，畏懼（難以接受）別人的意見及評判，頸部、甲狀腺、喉嚨或發出聲音方面易有問題。	易感到困惑、沮喪，拒絕靈性成長，難以聽到內在的聲音，過度理智。	因很難和更高意識的自己做連結，所以難以擁有某種意識上的存在感，也很難連結到生命裡的豐盛，因此容易產生莫名的悲傷，並且對死亡易有恐懼。	易呈現畏縮、害羞，易感脆弱，容易被別人的作為干擾。

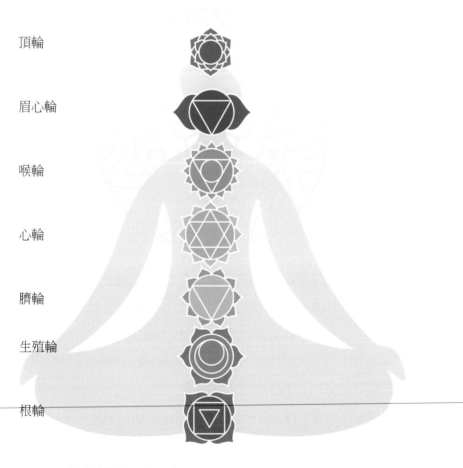

頂輪

眉心輪

喉輪

心輪

臍輪

生殖輪

根輪

▲人體脈輪的分布圖表

接下來主要想從脈輪能量運作的角度來看單車騎乘這件事在我們身心、意識上到底啟動了什麼。

騎車會使用到的身體部位主要跟第一、二、三脈輪有關，也就是我們常聽到的下三輪。

I. 雙腳踩踏：這個位置的能量運作，跟安全感、穩定感，踏實感及行動力有關，這是第一脈輪（海底輪）平衡運作下的結果。

II. 髖關節畫圓，帶動膝蓋行動：這個位置的能量運作，跟關係、創造力、能否接受自己的原貌有關，這是第二脈輪（生殖輪）平衡運作下的結果。

III. 使用腹部核心穩定、協調全身：這個位置的能量運作，跟是否能夠看見自我價值、找到自身內在力量、實現自我承諾有關，這是第三脈輪（臍輪）平衡運作下的結果。

脈輪一說雖然大多在瑜伽及靈性領域裡被提及，其實不限於此。脈輪是一門生命科學，它陳述了行動是如何影響這些脈輪，而這些脈輪的運作是如何影響我們的感受、思維及意識狀態，反向地，如果要調整身心狀態，從脈輪下手，也是可以參考的能量調節方法。它很古老，因為這個智慧在印度已經傳承幾千年；它也很新穎，因為它也是現代科學正深度投入研究的能量科學。

　　有關騎乘對這三個脈輪的作用，我自己有很深刻的體驗。

　　我的第一次環島結束後，除了感到身心的活力更加豐沛外，也發現意識裡有一些跟過往記憶有關的負面印記正在逐漸地剝落，以前容易糾結困住自己的事件，好像沒那麼容易干擾自己了。環島裡內在昇起的擴展感受延續到環島之後，特別是不斷湧現的踏實、落地感受，那是一種每踏出一步都可以感受到跟整個地球連結的穩定力量。感知能力增加了，不被外境干擾的能力也提升了，可以用欣賞的視角觀看流經過身邊的人事物，每日必經的路線景色開始有了不同的色調及光采，一切都開始變得新鮮且明亮。人也開始變得更加地定靜及精微，原本遲遲不想進行的事，突然有了行動的動力及勇氣，某種程度上，環島時的能量運作，還在以它自有的節奏持續地在環島後運轉著。

　　這是一種奇異的體驗，這也是為什麼當初自己會希望更多正在練習覺知能力的瑜伽人可以來體驗這個過程，因為把我們平日所學到的，全心全意地應用在一件非常需要專注力的新事物時，我們收穫的會更多。尤其很多人的生命議題都跟原生家庭有關，而原生家庭議題對我們的能量影響也多累積在下三輪，透過騎乘，也許可以讓有這個方面議題的人，得到更多的療癒與釋放。

環島中某一天，騎在鄉間小徑上，女孩追上了我說「我知道我為什麼會來這個旅程了。」

生命裡的體驗喚醒了她，療癒、轉化了她。

聆聽身體及內在的聲音

當我們說聆聽內在的聲音時，指的並不是用大腦豎起耳朵去聽，它其實是一種意識上的感知，當我們感覺或知曉到「我感知到這個訊息了」，才是大腦介入運作的結果。當人有能力和自己全然地在一起，會自然地知道自己的身體或內在真正需要的是什麼，在不影響他人的狀態下，這時候順著內在的直覺走，常常會得到很多意想不到的收穫，會有一種「噢！原來是這樣」的明白感受。

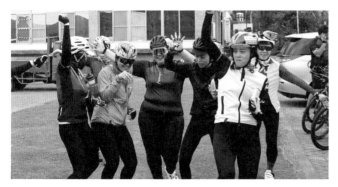

順著身體釋放的訊息而跳起舞來，或許腦袋不知道為什麼會想這樣扭腰擺臀，但身體知道。

　　二次環島的第六天，爬坡上壽卡，半路休息時，大夥突然隨著音箱裡的音樂，一手水壺、一手香蕉（兩樣都是單車環島必備品），扭腰擺臀地跳起熱舞來，平日在瑜伽課裡請大家站起來舞動身體，好讓冥想久坐的骨盆放鬆一下，也不見大家如此熱情，連後來看到影片裡熱舞女孩的堂哥都表示「我快要不認識她了」。是環島的氛圍讓大家興奮、熱情噴發？不見得。更多的是因為下背需要、髖關節需要，雙腿需要，大家順從著身體釋放的訊息而跳起舞來，當下的我們或許不知道為什麼會想這麼做，但如果明白身體有身體自身的智慧，就可以理解一切都是正常且合理的。身體會求救，也有自癒的渴望及能力，閱讀到此刻的你如果突然也想練習瑜伽、冥想或單車騎乘環島，那就去做吧！不要被大腦束縛住了，因為那可能是你內在最真實的聲音。

* 環島趣聞

第六天要上壽卡的前一晚，領隊告訴大家
「如果時速低於 8，那就下來用牽的就好，不然會騎得非常累。」
善於平衡又具有耐力的瑜伽人 6 號硬是用時速 6 壓後騎上壽卡，雙腳沒落地。
抵達終點時，領隊忍不住不捨地對壓隊的工作人員說
「為什麼你看起來比客人還要累？ 」
「.......................... 」

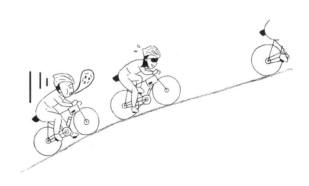

環島 Day 7

集體意識的能量共振

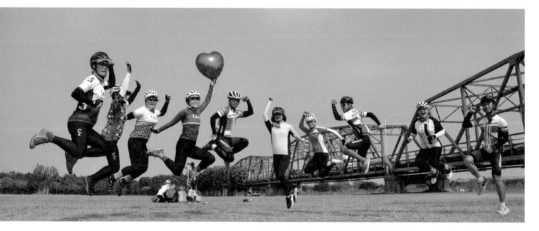

當一群人共同為一件事努力時，就會產生一種振動頻率，這種同頻共振會讓一件事更容易被顯化。

從台東到花蓮，單車奔馳在縱谷裡，大山大水盡在眼前，單車車隊一列向前，壯闊地滑過翠綠田間小徑、蔽日濃蔭、川流河溪，一種一起為同一個目標向前奔赴的堅定意念彌漫其間。

你＋我＋他＝∞（無限）

　　雖然前頭說過騎車、冥想、往內探索成長是很個人的事，無法假手他人，但也談到當我們從自身向內連結時，就有機會觸及那俱足所有一切可能的生命源頭裡的無限能量。每個人都從那裡而來，每個人的內在也渴望和那股純淨做連結，當團體裡的每個人都一致共同地向那初始的源頭連結時，整個群體就會處在同頻的狀態裡，我們稱之為「集體意識的能量共振」。

　　看似大家好像只是為了完成環島一起努力，但這種一起向前的意識狀態會自動地將大家的振動頻率提升及整合起來，轉化為更擴展、更具有轉化自我的精微能量，即便我們可能沒有意識到它，而這種集體能量的共振會再回到個體的個人身上，支持著我們向前。

　　正如，單車界裡流傳的一句話：「一個人騎得快，但一群人騎得遠。」

　　在量子學的領域裡，每個存在、每個念頭都是能量，都會振動，不只是行動才有振動。所以當一群人共同為一件事努力時，就會產生一種同頻共振，這種同頻共振會讓一件事更容易被顯化，被完成。

　　猶記環島前每次的集體騎乘練習，總是有人擔憂地說：「我會不會騎不完啊～保姆車上的位子記得要保留一個給我喔！」

　　當時總跟大家說：「你不會因為騎不下去而上車的。」

　　因為集體的踩踏節奏及共同的心念會產生一個特定的能量圈，這個能量圈場域會來撐托、支持圈裡的每個人，它會激發個人潛能，進而再注能回現有的行動上，循環下去。這樣的加乘助力，不是想像出來的，這也是我自己在第一次完全沒有準備就去環島的情況下，深刻體驗到的，那是一種被集體能量照顧的感覺，即使事實上每個人都在自己的踩踏劃圓裡忙碌著。

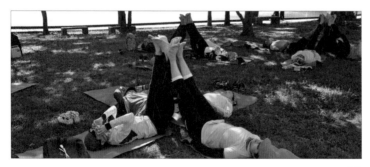

騎乘間、瑜伽時的架腳跟架單車的概念一樣，彼此借力使力，相互扶持，蓄勢待發。

　　當我們渴望的心念純淨且強大時，這股振動頻率也會將我們跟有共同振動頻率的人聚攏在一起並且互相給予協助，所謂的貴人也是這樣來的。

　　這也是《牧羊少年奇幻之旅 El Alquimista》書裡的那句話：「當你真心渴望某件事情時，整個宇宙都會聯合起來幫助你完成的。」（When you want something, all the universe conspires in helping you to achieve it.）所描述的共振境界。而當一群人一起為同一個目標努力奔赴時，期間所揚升起來的能量場是非常強大的。

　　在瑜伽的練習裡，一群人的集體練習所共同揚升起的能量狀態，也是遠大於一個人的練習，這也是之所以我們常在特殊日子，例如 6 月 21 日夏至國際瑜伽節，一起進行集體的 108 次拜日式練習，或者團體冥想的原因。

　　單車環島過程中，總是會遇到很熱情的民眾，見到環島車隊就比起大姆指大喊「加油！」，這其實也是一種能量共振下的觸動，是一種見著了你們環島的熱血行動，也點燃了我對這個能夠帶來希望的純粹行動的內在支持。這是一種很特別的生命交會，我們素昧平生，甚至有可能這一生就只相遇這幾秒鐘，但透過這聲加油，彼此的連結卻如此地靠近且真誠。

　　事實上，當一個人的意識狀態越簡單、純淨時，這種處在集體意識共振下的感受就會越真實、強烈，即使當時只有自己一個人，那是一種「無限的源頭與有限的個體全然合一」的境界，在這樣的心境下，會有每個心念及行動都被宇宙支持、關照的幸福感受。這種被宇宙支持、回應的發生，可以小到念頭裡才剛飄過某個人，下一秒就傳來他的短訊；又或者腦袋裡突然出現某一首歌，不消多久，廣播就跳出這首歌的旋律，也可以大到才剛許下一個人生願望，隔一天就全部發生實現了的心想事成。

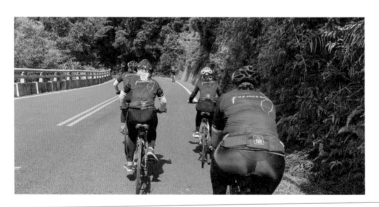

一群人騎得遠，同頻共振的影響力，無遠弗屆。

　　每個人、每件事都在宇宙的看照下，以一種和諧的節奏交錯編織著，透過某些行動彼此支持著。在集體意識的能量共振支持下，我們做到了原本有限的腦袋思維運作下覺得很難做到的事情。

*環島趣聞

環島第七天，經過了前一日的壽卡及三座丘陵後，這一天的疲累反而比前日明顯，從聽力的變化就可看出端倪。

領騎說：「車子要右轉，等一下喔。」

下一秒可以傳成：「等一下要右轉喔。」

領騎說：「準備喔！」

下一秒可以傳成：「轉左邊喔！」

人在疲累的時候，真的需要更多的專注，不然會誤以為爬坡會讓人聽力受損。

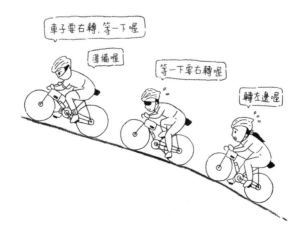

環島 Day 8

當下．
無思維

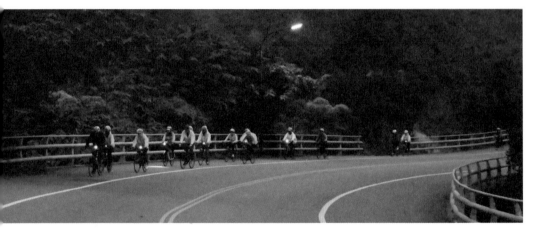

在靜謐的山谷間踩動，刷刷的輪轉聲及爬坡喘息聲是劃過「當下」的證明。內在堅定意識跟車燈一樣，看起來很小，卻很光亮。

單車環島來到第八天，覇王級寒流相邀磅礴大雨伴騎，兩造罕見地攜手合作，完全是場鉅作，過程特別挑戰，騎在花蓮的「東華大橋」上，有種騎不到盡頭的幻覺，事後不少人表示「這應該是此生騎過最長的一座橋了！」

騎車會不會有累的時候？

　　會，當然會。尤其是遇到深具挑戰的路段或天候時，真的很累。長途騎乘又遇到 39 度高溫或極度低溫時，也會不禁問自己：「何苦如此？」。但平日瑜伽冥想在心智上的練習確實也幫助我們在環島過程中渡過很多艱難的時光。總是在練習裡提醒自己或學生——「所有觀察到的情緒、感受，都是讓我們練習回到當下、回到定靜最好的工具。」這樣子的自我提醒放在單車環島爬坡或遭遇挑戰時也特別適用。

　　感覺到痛苦？那就先接受痛苦的存在，不與之共舞，也不嘗試趕走它，先讓自己回到踩踏的劃圓及專注裡。

　　感覺到憤怒？「啊～我幹嘛要按下那個報名按鍵？」那就先接受憤怒的存在，一樣再回到一步又一步向上踩踏的節奏裡。

　　「嗚～我真的騎得完嗎？聽說最後一天也很硬耶！」感覺到絕望，也先接受這個絕望，繼續地回到當下該進行的運轉裡。

　　即使是感覺到快樂，也只是承接這個快樂，讓自己在快樂之上，看著快樂，並且仍舊提醒自己繼續回到當下。

　　小我總是會不停地干擾我們，導致我們被情緒、感受擺弄。不

舒服的時候，我們擔憂還要多久才會結束；開心的時候也擔憂著快樂的時光會不會稍縱即逝，這樣內在不斷地擺盪讓我們很難回到自己的中心，失去對生命的主控權。而當情緒、感受出現時，如果可以馬上觀察到它，知道它來了，不推走它，也不逃避它，只是靜靜地看著，然後馬上回到此刻最需要的專注上，例如呼吸、腳下的踩踏、雙手置於手把上的肩頸狀況、與周圍環境的連結，這些看似微不足道的專注點都會幫助我們回到當下，讓我們不會這麼容易被感受囚禁，被心智帶著團團轉。而這樣的作法並不是讓自己變得冷漠，變得無感，漠視、無感其實也是一種逃避。我們不逃避感受，只是進入到一種接受「它就是來了」的狀態。感覺到無能為力也沒關係，無能為力裡至少還帶著願意面對的勇氣。不管什麼感受出現，只要還有餘力看著它，接受它的存在，其實就是一種內在深層信任的展現，而這也是意識即將開啟一個大躍進的起點。

　　情緒來了，知道它，接受它，但也不忘提醒自己繼續地回到當下的專注裡，也許只能專注 3 分鐘，3 分鐘後，又被情緒、感受帶走了，也沒關係，那就再回到「知道、接受、當下」的循環裡。因為即使是這樣看似不斷失敗再重來的來回推進，也是一個強化我們神經系統重要且必要的過程，而穩定的神經系統是讓我們可以定靜

地處在當下非常重要的身體機制。

是行動者、感受者,也是觀察者

爬坡時,真的很累,特別是長爬坡時。

還記得自己第一次環島時,出發後的前幾天每爬過一座坡,就跑去問領騎:「後面還有坡嗎?」每次總被回:「台灣就是多丘陵地形,有可能沒有嗎?」。

是呀,就像人生,總有高高低低、起起伏伏,有可能沒有波瀾嗎?宇宙造物,是不會這樣乏味無趣的,就像一張照片有光有影,才會精采,過度曝光的照片通常也會被棄置一旁。

只是爬長坡真的很累啊～對於首次環島傻傻地什麼都沒練的自己來說著實是個大挑戰。於是開始試著把平日冥想裡鍛鍊心智的心法放在爬坡上,發現竟然特別有用。環島出發後的前幾天,每次爬坡時,總是感到無比巨大的負荷,氣喘吁吁更是無法掩飾整個身心已經進入全然投入踩踏的戰鬥模式,身體裡好像再也無法擠出更多的氣力,內在也開始升起一種「我應該不行了」的抗拒念頭,這樣的感受跟多數初學者開始接觸冥想時的經驗很像。

有些冥想會讓練習者將手臂舉到特定的位置，一舉就 11 分鐘，對初學者來說，大約 3 分鐘後就會開始進入到一種內在躁動的狀態，這個時候會特別想放棄，這是一種心智自我保護的機制，但這通常也是小我拒絕跨越、想要留在舒適圈的詭計。這個時刻也是重要時刻，是神經系統啟動調整模式的時刻，只要我們調整好心態，帶著穩定的呼吸堅持下去，就可以嚐到 11 分鐘之後身心完全擴展、意識完全揚升的甜頭。爬坡時也一樣，在覺知身體仍可負荷的狀態下堅持下去，知道感受，接受感受、回到當下，便能夠體驗到爬上山頭、俯瞰腳下美好景象的身心全然開闊的境界。

不做盲目的堅持

帶著覺察的堅持是好的，盲目堅持表示不在當下，只是為了目的，為了下一刻，為了結果，沒有跟當下的自己連結，是很容易讓身體累積慢性傷害的，在這樣的狀態下，也不容易觀察到周圍情境變化，便容易造成意外發生。如果能夠從觀察自己的呼吸開始，並且慢慢調整，即使呼吸無法立刻緩和下來，至少可以建立起一個規律的節奏。在規律和諧的呼吸節奏裡，身心就會被穩定下來，身

體、情緒就不會過度緊繃，在身心不緊繃的狀態下，更深的覺察能力就會展現，內在的氣（Prana）也會開始順暢地運轉起來。資深的單車人士就曾經分享過，長途騎乘到最後，靠的是一種內在的動能在運轉，已經不是單靠外在的肌肉力量，這其實就是所謂的能量流動。而這種物理性的能量運作，最後會去啟動內在的意識狀態，讓我們即使是在動態的騎乘中，也可以進入到一種定靜、深度專注的臨在裡。這也是為什麼很多物理學家如愛因斯坦、霍金………等人，晚年都從「可被界定的」科學研究領域跨足到「尚無法被界定的」與無限連結的自我探索道路上。

其實也是之所以具有瑜伽冥想練習經驗的我們內在會渴望進行頗具挑戰的單車環島的原因之一。靠著雙腳劃圓的單車環島，根本就是一場與內在深度對話的動態冥想。

進入當下的第一步：覺察呼吸

在任何情況下，只要我們開始覺得內在失去穩定的節奏了，回到對呼吸的覺察上永遠都不會有錯。因為我們時刻都在呼吸，呼吸是如影隨形的夥伴，也是最好的助手。因此回到呼吸上，將紊亂

的呼吸調整回規律的節奏，是騎到身心俱疲時，幫助自己拿回主控權、回到當下的第一步，也是抒解壓力十分有效的方法。

相應於爬坡時在呼吸上的挑戰，我們曾經得到各種不同的經驗分享——

有人說可以把專注點先放在吐氣上，讓吸氣隨之而進，因為把二氧化碳排光，新鮮的氧氣才進得來；也有人分享可以採用「兩短吸、一深吐」的呼吸方式，調整呼吸的同時，也調整內在節奏。

而不管是什麼方法，能夠幫助自己找回穩定、安住當下的方法，都是好方法。

無思維的臨在

真正處在當下時，不會把思緒放在昨天，也不會把念頭帶到明天，那是一種時刻都處在每個細微行動裡的臨在狀態，也是我們瑜伽冥想課裡協助大家建立的回到內在本源的能力。

冥想不是想，也不是放空，它是一個訓練內在處在高度專注的過程，在過程中意識會變得精微，神經系統會被穩定下來，並且處在靈敏卻不跟隨情緒起舞的精微狀態。這個時候負責思維的大腦會

暫時地退到最後面，帶著覺知、能夠啟動直覺的意識會來到最前面，而帶著覺察的直覺應變能力，會比需要從經驗裡蒐尋資訊再加以判斷的大腦思維更加地敏捷、有效率。而一旦我們的腦袋開始運籌帷幄，或者意識放空，就代表我們已經離開了臨在，不在當下

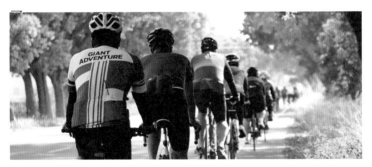

當思維退居幕後，全然地臨在當下，意識內、行動間都會處在一種和諧的流動裡。這樣的流動，會帶來擴展。

騎乘的過程中，一旦我們的心思開始飄到其他事物上，或者意識進入放空的狀態，都是非常危險的。因為這個時候，只是肉體在動作，意識根本已經離家出走，這種狀況下應變能力是最薄弱的，不管進行什麼行動都是很危險的。相信大家或多或少都有類似的經驗，紅燈還未轉成綠燈時，身旁若有等不及的人衝過馬路，我們也會無意識地想跟著行動，很多意外就是在這個時候發生的。

　　只有處在當下，才能讓我們進入到全然的專注。也只有處在當下，才能讓我們獲得內在真正的寧靜及豐盛，讓我們不帶遺憾地揮別過去，享受現在，並且不帶恐懼地邁向明天。騎車也是，專注在踩踏的內境及外境，無思維地處在當下，可以讓我們更安全地律動，也可以讓我們用晶透的眼睛、靈敏與喜悅的心，去享受流經過身邊的風景。

　　很多人只要想到單車環島就開始嚇自己，路上車這麼多怎麼辦？突發狀況這麼多怎麼辦？其實只要把該有的騎乘技巧熟練起來，再加上高度的臨在覺察，建立起能夠處在當下的專注能力，單車環島的危險性不會比我們在馬路上行走來的高。而且如果騎乘夠專注，它也可以反過來訓練我們處在當下的專注能力。回到當下，我們不需要先讓自己變得不平凡，也不需要有超能力。我們每一刻的專注，都會讓我們變得不平凡，進而幫助我們完成夢想中想要完成的事情。

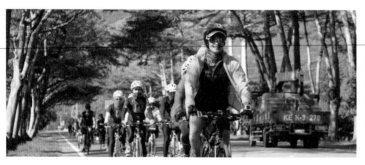

專注在每一圈的踩踏，無思維地處在當下，可以讓我們更安全地律動，也可以讓我們用晶透的眼睛、靈敏與喜悅的心去享受流經過身邊的風景。

* 環島趣聞

環島第八天，霸王級寒流加上滂沱大雨，騎乘在風雨交加的大橋上，
過度輕敵報名的瑜伽人美男團 1 號禁不住兩眼發直，在心裡悲苦地吶喊：
「我為什麼會在這裡 ...... 我為什麼會在這裡 ......」

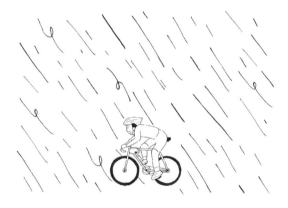

環島 Day 9　　熱情及喜悅

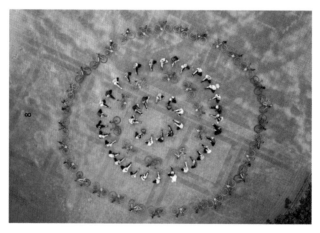

單車有兩個輪子，看起來就像數學裡的無限符號∞。從無限∞的角度來看，一切萬有沒有真正的開始，也沒有真正的結束。

回到台北盆地的路上，仍然有著頗具挑戰的坡要跨越。奇妙的是，所有的艱辛感受到了抵達終點的那一刻就完全消融不見，接下來連續幾天所發酵的，是一種處在如漣漪般不斷擴展開來的喜悅裡，生命好像有了新的亮度，生活重新被注入了單純的熱情。

旅程的精采來自過程，而非結果

我自己的第一次單車環島，雖然沒有事先做準備，騎乘的過程也十分辛苦，必須非常專注及全然，每天才能騎完對當時的自己來說無比龐大的公里數，遇到特別挑戰的時候，還會在心裡喃喃嘀咕「當初在準備離開媽媽的肚子，努力衝出產道的時候，應該也是這麼痛苦吧～」想想，一個環島能夠喚起胎內記憶，實在也是值回票價了。

然而不只是抵達目的地時，有著一種從心裡深處升起的踏實感，後面的幾天，甚至幾個月，更可以感覺到內在有座柏林圍牆正在崩解，彷彿開始看見從未看見過的曙光，當時有種奇異的感覺「原來有種光明，是這樣的光明」。相信這並不只是因為完成了環島所帶來的，而是因為經歷了「即使沒做過、沒準備，這些具挑戰的事情來到面前，都沒有讓自己逃避」的內在過程，在這個過程中仍能夠讓自己待在自己的中心，全然專注並保持覺察地去穿越，所帶來的意識揚升的擴展感受。

當我們跨越心智的束縛、小我的張牙舞爪，就可以得到一種「內心不役於外物」的自由及寧靜，而這種自由及深度的寧靜會帶

來超越快樂的喜悅，它能夠幫助我們碰觸到生命裡深層卻又單純的熱情，也可以協助我們面對日後生活中可能出現的挑戰。這也是為什麼當初我自己在完成第一次環島後會鼓勵瑜伽課裡具有冥想經驗的練習者們一起來體驗單車環島這個特別旅程，有很多事情需要親身經驗一遍才會知道裡面到底藏了什麼寶藏。

不過，很有趣的是，第一次瑜伽人集體環島後，有幾位練習者不約而同帶著稍許悵然的心說道：「啊～就這樣啊～環島就這樣啊～」。

這句話當時在心裡迴盪了幾天，思量著這個反應代表的是什麼，後來覺得也許在這趟旅程中，悵然的幾位若是能夠放更多的專注在每個當下的內在變化及外在景象的觀察及連結上，而不是只關注在是否完成環島這個結果上，或許旅程結束後就不會有這種悵然的感覺，也可以收穫到不一樣的身心感受。

因為一段旅程中真正的美好及精采，並非抵達終點的那一刻，而是過程中的觸動及看見。

其實，生命也是。

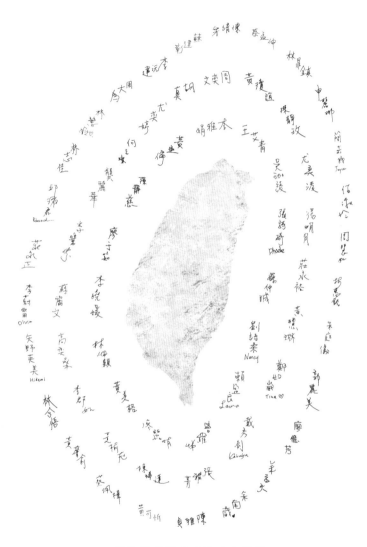

一段旅程中真正的美好及精彩，
並非抵達終點的那一刻，
而是過程中的觸動及看見。
生命也是。

很喜歡《深夜加油站遇見蘇格拉底 The Peaceful Warrior》這部電影，電影接近尾聲時，重新站上賽場的男主角正準備上場，同隊的朋友問：

「不管那個人教你什麼，可以分我一點魔法嗎？」

「那不是魔法。只要拋開心中的雜念，不要想自己可能做不到。只要上去專心做好每個動作就好，不要想奪金，不要想你爸怎麼說。什麼都別想。全心投力那一刻就好。」

「可是我們努力就是為了奪金牌。所有的練習都是為了這個目的，至少對我而言，在裁判面前那 20 秒最重要，我才能得到金牌。你知道奪金後，我老爸會怎麼想嗎？我的人生會徹底改變，現在的煩惱都會消失，我可以坐擁一切。從此幸福快樂。我能得到幸福。」

戲外的我們都明白奪金並不會帶來永久的幸福，願望實現後也不會帶來恆常的快樂。而有能力處在每個當下感受到平和、喜悅、靜謐、臨在，才會讓我們趨近。這些都是需要透過有意識地練習鍛鍊才能得到的。因為表象的快樂不會讓我們得到真實的喜悅，而進入深度的定靜、臨在，可以。

所以環島的目的真的是為了環島嗎？

也許真正地走一遭，才會知道靈魂真正渴望的是什麼。其實不只是瑜伽，或者單車環島，任何行動都可以成為心念、意識的試煉場，只要我們夠信任，夠覺察，夠願意去看見及穿越。

沒有真正的開始，也沒有真正的結束

單車有兩個輪子，看起來就像數學裡的無限符號∞。從無限∞的角度來看，一切萬有沒有真正的開始，也沒有真正的結束。每個結束都會引來下一刻的開始，一切也都正不斷地接續向前滑行，環島看似結束了，但其實我們也正透過這 9 天的「體驗」接續後面的人生。就像我們將瑜伽練習裡所得到的體驗，接續到環島一樣，體驗會引動內在的智慧，智慧跟知識不同，它無法從書本而來，它必須從體驗裡獲得。而且每一次的體驗都可以讓我們意識再度的向上提升，然後我們就可以帶著不一樣的意識再回到生活中用不同的角度再體驗，所以真正了解瑜伽的人就知道，瑜伽其實是一種生活方式、生活態度，不只是運動，帶著練習瑜伽的心進入生活可以讓我們在各種領域、事件裡收穫各種寶貴的經驗。這也是為什麼我們常

在瑜伽課結束時分享:「真正的瑜伽練習其實是從我們離開教室之後,才開始。」

我在瑜伽練習裡可以感受到的平靜,回到生活裡,也可以嗎?

我在冥想結束後所感受到的揚升,回到生活中,經歷挑戰時,也可以嗎?

如果不行,那這中間發生了什麼事?

瑜伽裡有句話:「只要是 Sat 真實(真理),放到哪裡就都合用。」所以如果透過瑜伽,我們可以碰觸到真實(真理),那麼這份真實(真理)放諸四海必定也無違和,而這份真實(真理)必須在我們往內碰觸到「生命的本質」的時候才能被觸及。它是一種能夠包容一切、充滿無限可能的深度寧靜,所有的行動只要進入到這種深度寧靜,問題會被消融,不可能的也會變成可能。

瑜伽冥想可以讓我們進入到這種深度寂靜的狀態,而其實專注地長程單車騎行也可以,只要我們夠覺察。所以生命之所以會改變,並不是外在做了什麼,而是內在發生了什麼,當我們的內在是處在一致、穩定和諧的狀態裡,不管正在進行什麼行動,都可以獲得喜悅,當行動到了這樣的狀態,就沒有所謂的結束或開始,只剩臨在,只有喜悅,喜悅就像數學無限∞的符號一樣,會在各種行動

之中循環下去。

　　最後一天單車來到了終點，也是回到起點，旅程看似結束了，但其實有些發生才正要開始，一種對生命全然投入的熱情才正在展開。因為只要生命還在，體驗就永遠不會停，一切就會繼續精彩地運作下去。不是每段夕陽都象徵末了，當你內在有光，夕陽也會像珍珠般璀璨，帶來希望。

＊環島趣聞

環島時領隊每天總是很盡責地為大家拍很多照片，
某日隊伍經過一片廣闊的稻田。
有人說：「看！領隊在那裡！」
噗嚨共瑜伽人 7 號：「是喔，我以為那是一隻火雞。」
不知道是領隊太會變身，還是大家已騎到疲眼昏花。

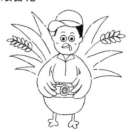

真實為名　倚光致敬

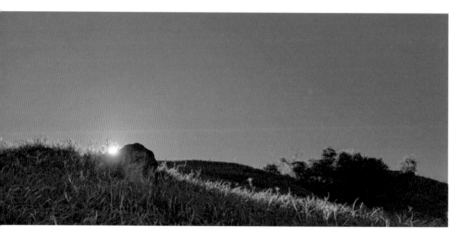

當一個人在行動間觸碰到其自性本質時，聖潔的光芒就會從中綻放，像珍珠自帶光芒一樣。

　　能夠完成一趟為期 9 天的單車環島，不是一件容易的事，尤其是對沒有專業公路車騎乘習慣的素人來說，一切都要從零開始，不只是事前的身體鍛鍊、騎乘訓練、小我干擾聲的消融，我們也需要最重要的工具——「車子」租借，還要有人路線帶領、經驗分享，所有一切看似只須靠自己努力就可以完成的事情，事實上並非如此

簡單。這期間我們獲得了很多協助,不管是有報酬的,還是純粹地發心分享,全部的資源都得來不易。

在瑜伽的範疇裡,人的本體裡有所謂的 Shakti 及 Bhakti 兩種能量。Shakti 指的是「無限的非凡顯化、創造力量」,而 Bhakti 指的是「深植於內在的虔誠、奉愛」。這兩個名詞對於沒有瑜伽練習經驗的人來說或許帶點宗教性,也不易理解,但這兩股能量卻是瑜伽練習裡很重要的根基,也是很多瑜伽大師認為瑜伽不能被劃歸為運動的主要因素,更是讓一個瑜伽練習者從身體的鍛鍊,往內走向心智及性靈探索領域的重要橋樑。

每個人的本體裡都同時存有 Shakti 及 Bhakti 這兩股能量,並非只有瑜伽練習者才具有。如果把這個概念放在「瑜伽人進行單車環島」這件事來看,讓單車環島這件事情運作起來,把這件對一般人來說看似很難完成的非凡事件顯化出來,就是 Shakti 能量的展現。而為什麼會想要去環島呢?因為內在有個渴望,想要透過做些什麼去連結內在更高頻的自己,而這個自己是什麼?是表象看起來「多數人甚至連自己都不相信可以成功的」自己嗎?不是。是那個內在帶著無限潛能、可能性、創造性的自己,我們稱為「具有神性」的自己。

　　這是為什麼環島過程中，或結束後，我們會感覺身心擴展，意識清晰，覺得未來的路更具有方向性、更充滿希望。因為透過這個單車環島的行動，我們的意識轉化了，我們和內在帶著無限可能性的自己接軌了。無論內在知曉或不知曉，有意識地或無意識，所有具有提升自己的行動，都可以讓我們有機會碰觸到內在那個「帶著無限可能性」的自己，這樣的行動具有某種虔誠性，並且帶著類似飛蛾撲火的趨光性，它是潛藏在潛意識甚至是無意識裡的，是純淨、無須條件交換的，而這股能量就是 Bhakti 能量。

　　有人爬玉山，有人無私奉獻地造橋鋪路，有人為了世界和平而努力，有人每天帶著喜悅地投入工作或喜愛的事情上，有人為了「找自己」而做的行動或表現，都是來自於 Bhakti 能量的引動驅使。沒有對內在連結的深層渴望，就沒有服從於這個渴望的行動。因此沒有 Bhakti，就沒有 Shakti。沒有渴望去碰觸自己內在並服務於它的引力，就沒有這些能夠從中得到轉化及提升的行動。因此 Shakti 的根源是 Bhakti。根源於 Bhakti 的行動是優雅的，帶著愛的，心悅誠服並且喜悅的，這也是為什麼瑜伽人初體驗單車環島時，即使路上挑戰不少，即使練習的時間才一年半載，大家仍舊能夠一路帶著活力向前，每天傍晚帶著笑容地完成騎乘及瑜伽練習。

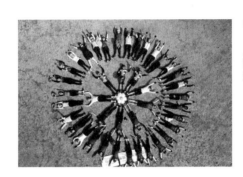

每個人都在
自己的位置
上、領域裡
綻放著獨特
耀眼的光芒。

帶著 Bhakti 的行動，會有著像孩子般只是去體驗一個遊戲「無所為而為」的純粹喜悦。

　　不只是環島，所有臣服於內在自性的行動都具有這樣的品質，在所有協助過我們完成環島的朋友身上，我們也深刻地感受到這樣的能量流動，即使多數的他們並沒有練習過瑜伽。

　　表面上，看起來是因為有報酬，才會有這些交流，但在宇宙真實（Sat）法則裡，這個流動其實並不是這樣地淺顯。每個人的內在都渴望自己的行動能夠為自己、為他人帶來一種擴展、美妙、互動順暢的流動，有人將這樣的結果稱為「成就感」，但其實也不是。

　　成就感是需要我們做了什麼才能「獲得」，這種開心是來

自於外界。而在 Bhakti 裡，我們是透過某種方式或行動去喚醒或碰觸那「原本就已經擁有一切的」內在本質，在 Bhakti 能量流動裡，我們可以感受到「無所為而為」的喜悅，這個喜悅來自於內在，因此，即使行動可能不被看見，成果不被贊許，也可以自得內在深處本質裡的「樂」，是一種活出真實本性（Sat Naam）的滿溢感受。

這些與內在自性連結的全然，在很多協助我們的朋友身上、行程中為我們加油的路人身上、我們的家人朋友身上，甚至練騎時在對向騎車向我們點頭打招呼的陌生車友身上，都可以感受到，這種處在全然連結裡所綻放的光，是很讓人觸動的，即使他們自己並不知曉。每個人看起來好像是為了某種外在的目的而行動，實際上從靈魂的角度來看，我們都在為圓滿與內在的連結而帶光前行。

有的時候，會在交談的過程中探問協助我們的朋友：「你喜歡正在做的事嗎？」其實想問的是：「在你正在做的事情裡，是否也有感受到向內連結的喜悅？」多數朋友都會表示他們非常享受正在進行的事情。因為喜歡騎車？因為喜歡工作？因為喜歡這個，喜歡那個，其實也許大家並沒有發現是因為內在有一個更高層次的自己，透過工作，透過騎乘，透過環島，透過幫助別人，透過與人交

流，我們讓這個高頻的自己得以展現，進而從這個過程中得到滿
足與喜悅。

有些人會認為往內探索的身心靈體驗只有某些特定的人才會
經歷，事實上也許每個人都正趨光性地往這個方向奔去，只是自
己不知曉。每個人都在自己的位置上、領域裡綻放著獨特耀眼的
光芒。

印度古老經典《阿塔爾瓦吠陀》（Atharva Veda）裡有一個
關於「因陀羅之網」（Indra's Net）的論述，剛好完美整合了上
述所有的概念。Indra's Net 是一個互相交織的無限網絡，無邊無
界，每個交織點上都有一顆珍珠，每顆珍珠都反映出所有其他珍
珠的光芒。Indra's Net 所描述的就是宇宙間所有存在及現象互相
交流、共振及完美融合所形成的圓滿、圓融的狀態。當一個人在
行動間觸碰到他的自性本質，聖潔的光芒就會從中綻放，就像珍
珠自帶光芒一樣，而這個帶著光的個體能量場域就會擴展地照耀
在周圍的人身上，就像 Indra's Net 上的珍珠一樣，我被你的光照
耀著，我也將我身上的光分享給你，於是，我們被彼此這樣互相
照耀的高層能量分享而觸動，而感謝。

多年前到印度旅行，走在路上與當地人交會時，總會聽到他們帶著微笑順口招呼：「Namaste」。

就像路上車友交會時點頭招呼，「Namaste」出現的頻繁程度不亞於台灣早期鄉間彼此問候的：「呷飽袂」。這句常在瑜伽課程後被用來互道祝福的「Namaste」，指的是「我向你鞠躬，我內在的光向你內在的光致敬。我內在的神性向你內在的神性致意。」

Namaste

謝謝曾經協助過我們的人，謝謝曾經在我們生命裡交會的每個存在，不只是因為得到了幫助而感謝，更多的是，謝謝你讓我在你身上看見那觸碰到生命本質而綻放的珍貴璀燦火光，並且有機會共享其閃耀。

謝謝 以真實為名

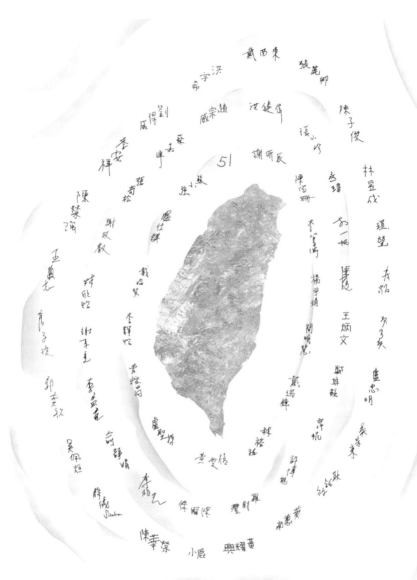

Sat Naam Namaste

以真實為名

我內在的光，向你內在的光致敬

無限感謝

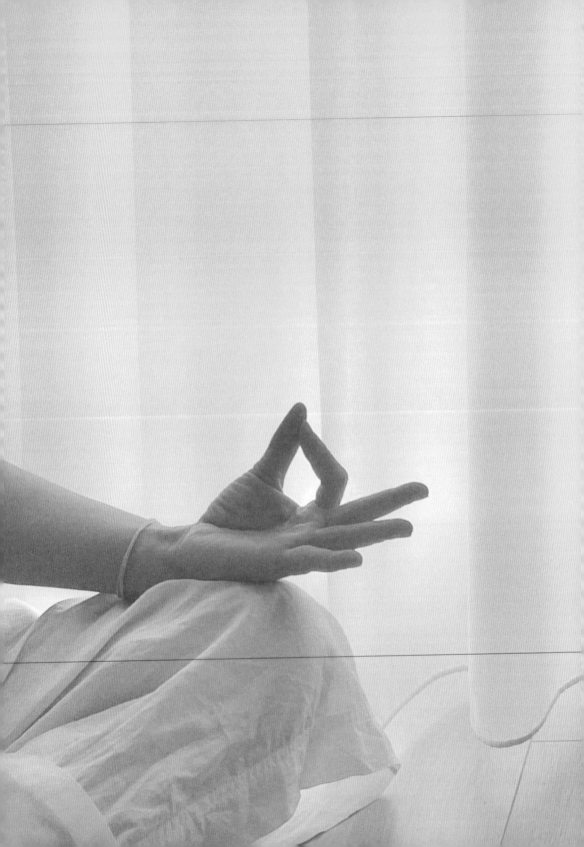

04

心流鍛鍊

環島間的瑜伽，心流裡的練習

以瑜伽心流，
重新體驗瑜伽！

　　曾經聽過幾位單車界的朋友不約而同地分享，一天騎乘下來，如果晚上有拉筋，反而會讓他們的身體沒有力量，影響隔天的騎乘，所以他們都不做瑜伽。這個説法讓我開始重新思考：「多數人認為的瑜伽到底是什麼模樣？為什麼瑜伽伸展反而是負影響？」

　　有些時候從非瑜伽族群裡分享出來對瑜伽的看法，可以讓我們從不同角度去看為什麼會有這樣的論點，這中間是否有誤解或者體驗上的落差。這幫助我跳脫以一個瑜伽人的思維看瑜伽，並且從不同的視角重新認識瑜伽——「為什麼他們會這樣覺得呢？而且在他們的經驗裡，事實似乎也是如此。」

　　瑜伽的範疇裡有八個主軸，編寫《瑜伽經》的 Patanjali 稱他們作「八支」，就像一隻動物的八肢（八隻腳）一樣，瑜伽的練習離

不開這八個主軸：

持守律規（Yamas）、內在修持（Niyamas）、體式動作（Asana）、呼吸控制（Pranayama）、收攝（Pratyahara）、專注（Dharana）、冥想（Meditation）與三摩地（Samadhi）

而我們常見的瑜伽動作鍛鍊只是八支裡其中一支而己，而動作的練習，包括了肌力、肌耐力、柔軟度、平衡、心智……等各種鍛鍊，拉筋只是其中的一小部份，所以拉筋並不能等同瑜伽。

打開身體空間

再者，瑜伽練習的目的，也不是為了把筋拉鬆，從某個角度來看，其實是透過動作的練習來讓身體有更多的空間活動。伸展拉筋只是把身體的空間打開的方法之一，關注呼吸也可以將我們的身體空間打開。而打開空間是為了讓我們的氣（Prana）能夠更順暢地流動，氣可以支持我們所有的行動，足夠的氣也可以減緩身體的老化，有足夠的氣甚至可以讓我們的身體不需要太多食物。透過氣的流動可以擴展我們的能量場域，減少體力的消耗，讓我們的行動

達到事半功倍的效果。而且當我們的氣順了，內在空間、心智、情緒、處世的視角也會跟著轉變及擴展。

讓覺知的意識流動

把我們身體關節放對角度也是幫助身體空間打開的關鍵之一，還有，最重要的──「覺知」。做瑜伽的時候，我們可以問問自己「我是為了滿足內在的虛榮，希望可以做到某個有挑戰的動作而做呢？還是可以覺知每一次身體的狀態，以邀請身體打開更多的空間的心念去練習？」如果可以用尊重身體的角度來練習，我們就不會粗爆地把已經疲累且僵住的肌肉硬是拉開。

若是我們在身體還沒有完全地準備好的狀態下，硬是要把僵硬的筋肉拉開，反而容易造成身體損傷。就像大人要一個害羞孩子硬要表現大方地去展現自己，其實並不會讓孩子真的變得大方，反而容易讓孩子覺得自己在面對社交議題上需要花一些時間去適應的這件事是有問題的，以致於無法接受自己的原貌，如此便容易在內在產生糾結，其實反而會讓孩子產生自我認同的障礙。

　　練習瑜伽也是一樣，依照目前的狀態做調節，帶著覺察，不過度，不躁進，將身體當作自己最好的朋友去相處，才是瑜伽練習的首要。其實，單單只是改變我們對待身體的態度，就可以讓身體放鬆下來，變得更有彈性，充滿活力，這也是為什麼單車環島過程中，即便當天騎得很累，我們都還是願意晚上花近一個小時的時間練習瑜伽，在我們長達 9 天的環島過程中，如果沒有每晚的瑜伽練習，我們很難隔天早上還能一派輕鬆地帶著「生命是用來體驗的心」跨上單車，享受每日的風景及騎乘體驗。每晚 45 ～ 60 分鐘的瑜伽練習，或白天騎乘過程中偶爾穿插的就地冥想，是瑜伽人環島過程中很重要的深度自我身心對話的靜謐美好時光。

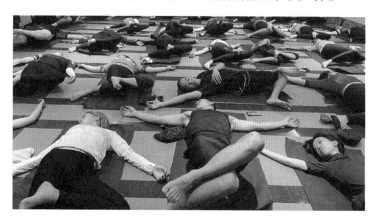

每日騎程後的瑜伽伸展，幫助我們重整身心，為隔天的騎程蓄能。

　　此篇即是我們在環島期間每日騎乘之後，因地制宜，所進行的瑜伽練習。練習的重點主要是針對脊椎、肩頸、髖、腿、胸腔在長時間固定姿勢下所可能造成的緊繃，給予適當的調整。而且當身體處在緊繃的時候，筋膜、肌肉不會只是縮緊變短，它通常還伴隨著旋轉，這也是為什麼我們的動作裡會有內旋及外旋的原因。先把關節溫柔地旋到對的角度，再給予適合的伸展，這樣才能真正地把緊縮的空間打開。而有意識的打開身體的空間、帶著覺知與身體共處，才能真正地舒緩身體，又能夠讓能量有效地被轉化利用，為隔天的大量騎乘做準備，並且享受旅程裡的每段風景、每個發生。

　　這些動作也非常適合居家練習，尤其是當我們經歷了瑜伽心流之後，將這樣的意識流放回行動、練習裡，就可以收穫不同以往的身心體驗。

在進行以下練習前，有幾個重點需要留意：

　　I. 不要只看照片動作角度，模仿動作，需要留意文字細節，特別是身體比較僵硬的人，硬伸展到某個角度，容易受傷。

　　II. 隨時覺察身體的感受，聆聽身體的聲音，需覺知內在及呼

吸是否是在穩定的狀態下伸展，千萬不要硬扯硬拉。身體不能硬著來，即使是肌力訓練也是。

　　III.身體已經有發炎性的疼痛了，就不要再做這些伸展了，這樣可能加劇發炎的惡化，這個時候應該要看醫生，並且讓自己有足夠的休息時間。等身體不再有發炎性的疼痛，就可以開始適量、適力地做以下的伸展。適當的伸展也可以避免身體發炎。

心流鍛鍊 1
跪姿序列

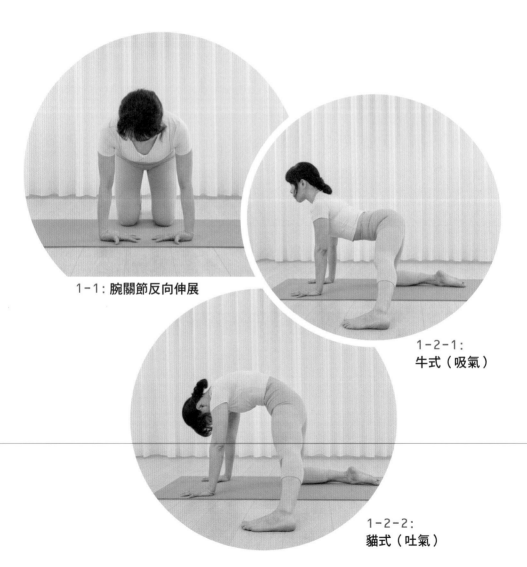

1-1：腕關節反向伸展

1-2-1：
牛式（吸氣）

1-2-2：
貓式（吐氣）

1-1 腕關節反向伸展

動作 掌心朝上、指尖相對，輕壓地板（力道只放 3 成，切勿用力過度）

益處 此動作可以舒緩手腕的不舒服，並且幫助手指根部使力。

以下 6 個動作 1-2 ～ 1-7 接續練習完再換邊。

1-2 貓牛變化式（單腿側伸）

動作 四足跪姿（手掌位於肩下，雙膝位於兩個坐骨下），側伸左腳，維持右膝在右臀的正下方，骨盆不歪斜，左腳跟和右膝在同一直線上。牛式：吸氣，胸口朝前，頭抬，脊柱下沉，翹臀。貓式：吐氣，背部拱起，頭低，下捲尾骨。

益處 此動作可以增加脊椎的靈活度，並且可以恢復髖關節的彈性，釋放骨盆的緊繃。

1-3　單腿後伸

動作　四足跪姿，將側伸的左腳後移，踮著腳尖。吸氣預備，吐氣，雙手推地，後壓腳跟。前後做 5 次。

益處　此動作可以幫助小腿後側及腳底板伸展。

1-4　單腿側伸抬手開胸

動作　右腳小腿先 90 度旋向右側，伸直的左腳再跟著跨到右側地板，維持腳跟離地。抬起左手向後，打開胸口，並伸展身體前側。停留 5 次吸吐。

益處　此動作可以幫助身體前側開展。

1-5　單腳前踩開髖

動作　雙手置於肩膀下方，右小腿先 90 度旋回，左腳再向前踩在左手外側，保持左大腿根部外旋，臀部不外推，膝蓋朝正前方。停留 5 次吸吐（後膝蓋可離地）。

進階版　可將手肘置於肩下，後膝離地。

益處　此動作能幫助舒緩長時間騎乘下髖關節的緊張。

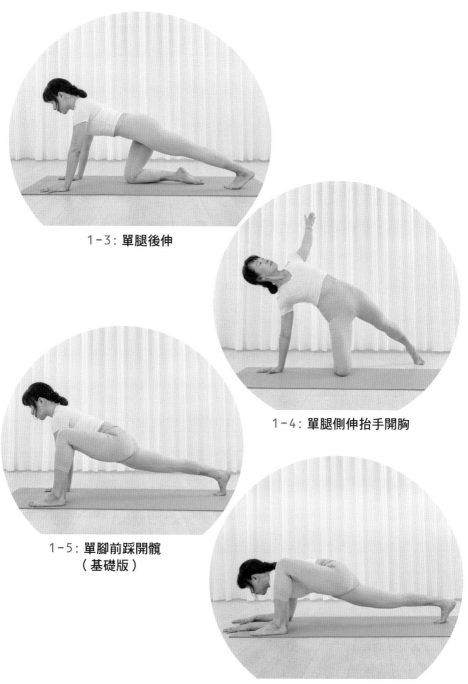

1-3：單腿後伸

1-4：單腿側伸抬手開胸

1-5：單腳前踩開髖
（基礎版）

1-5：單腳前踩開髖（進階版）

1-6　鴿式

動作　後膝先跪地，再將左腳移到雙手掌的後方，左膝置於左手後側，左腳板置於右手後側，左大腿根部需要更多的外旋。身體若還有空間，可再將右膝向後移。停留 5 次吸吐。

益處　此動作可以協助梨狀肌，髂脛束伸展。

1-7　坐姿單腳側伸展

動作　從鴿式把臀部側向左邊坐下來，左腳跟拉進鼠蹊處，右腳向前伸直，腳尖朝上。吸氣，雙手延伸向上。吐氣，面向右腳，雙手抓扣腳尖或小腿。停留 5 次吸吐。

益處　此動作可以幫助右腿後側、下背及左髖的伸展。

　　單側序列結束後，回到四足跪姿，再從貓 & 牛變化式 (1-2) 換邊進行動作（手腕若有不適，所有手掌壓地板的動作，皆可換成握拳撐地）。

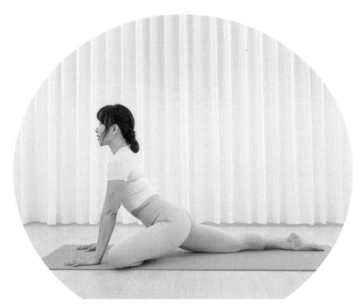

1-6：鴿式

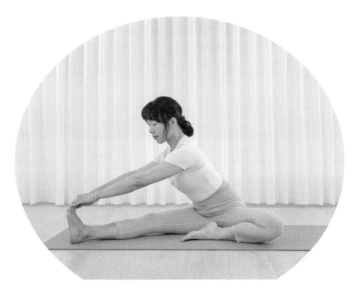

1-7：坐姿單腳側伸展

心流鍛鍊 2
躺、趴姿序列

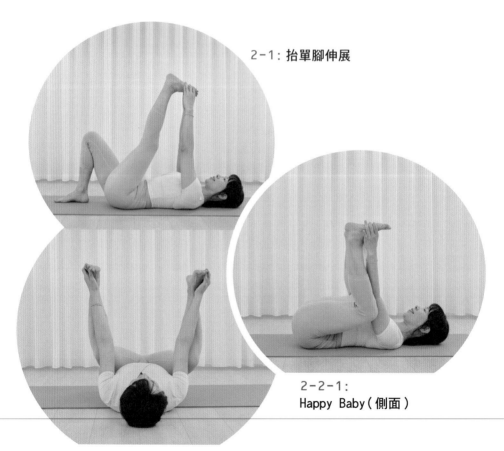

2-1：抬單腳伸展

2-2-1：
Happy Baby（側面）

2-2-2：
Happy Baby（正面）

2-1　抬單腳伸展

動作　仰躺，雙腳彎曲踩地，抬起單腳伸直向上，雙手向上抓扣
（柔軟度足夠的話，可以抓住腳趾頭），臀部後側需置於地板上。
停留 5 ～ 10 次呼吸，再換邊。

　　對此動作感到挑戰的人，可以以毛巾勾扣腳板伸展。

益處　此動作可以幫助後側腿筋及腳底板放鬆。

2-2　Happy Baby

動作　仰躺，雙腳抬起，並將膝蓋彎向兩側腋下，雙手抓住腳板的
外側或小腿。停留 8 ～ 10 次吸吐。

益處　此動作可以放鬆髖關節及舒緩下背。

2-3 橋式

動作 膝蓋彎曲踩地，雙手伸直放身側，雙腳打開與骨盆同寬。吸氣，讓臀部帶著脊椎上提，吐氣，從上背部，依序讓下背、骨盆放回地板，上下可進行 5 ～ 8 次。

最後，停留在背部離地的狀態，手臂根部外旋，並且讓手指交扣，手臂伸直推地，擴展胸口。停留 5 ～ 8 次吸吐後，解開雙手、後背，再讓身體慢慢地放回地面。

益處 此動作釋放大腿前側的緊繃，也可以開展肩膀、胸腔、腹部，讓脊椎獲得相對於騎乘姿勢的反向伸展。

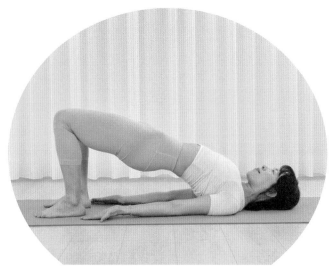

2-3-1: 橋式

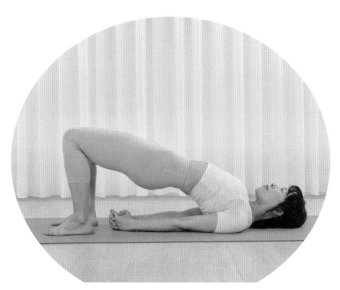

2-3-2: 橋式（手臂根部外旋、手指交扣）

2-4　大腿內外旋結合側彎

動作 維持膝蓋彎曲踩地，雙手伸直放身側，雙腳打開比肩膀還要寬的距離。膝蓋同時倒向右側，再倒向左側，讓雙腿個別進行內旋及外旋，釋放髖關節的緊繃。可多做幾次。

　　將兩膝同時倒向左側，並停留，再讓頭及雙肩移向右腳板，右手扣在右膝上，或者右小腿前側，左手抬至頭側，向後延伸，進行側彎。儘可能讓兩肩都放在地板上，這對脊柱兩側壓力的釋放，非常有幫助。

　　停留 5 ～ 8 次吸吐後，先將頭及雙肩移正，再帶起雙膝回正。接著換邊伸展。

益處 此動作可以讓脊椎重新獲得活力，增強靈活性，也能讓大腿前側肌肉的緊繃獲得舒緩。

2-4-1: **大腿內外旋**

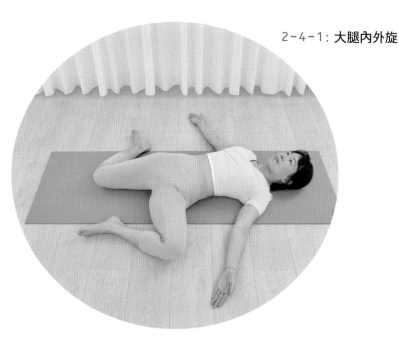

2-4-2: **側彎**

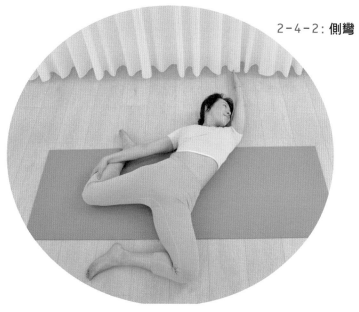

2-5 脊柱扭轉結合開胸（貓式伸展）

動作 仰躺，雙腳伸直，將左膝蓋彎進胸口，再用右手將左膝帶到右側地板。左手臂向左側伸展。扭轉脊椎，擴展胸口。停留 8 ～ 10 次呼吸，再換邊伸展。

益處 此動作可以放鬆胸側、肩膀、下背及骨盆。

2-6 趴姿擴胸開肩

動作 趴在地板上，雙手向肩膀兩側打開，身體呈十字架狀，臉朝右側，抬起右腳，跨到左側地板，再抬起右手向背的後方伸展，臉略轉向天（若左手發麻，或左側肩頭過度疼痛，可以將左手下移，或者頭的下方墊摺厚的毛巾）。停留 5 ～ 8 次呼吸，再換邊伸展。

益處 此動作深度地開展胸側及肩膀前側，可以有效地改善圓肩問題，並且讓胸部到大腿前側也獲得舒緩及放鬆。

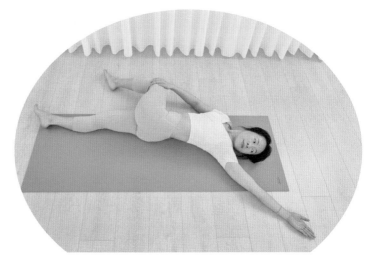

2-5：脊柱扭轉結合開胸（貓式伸展）

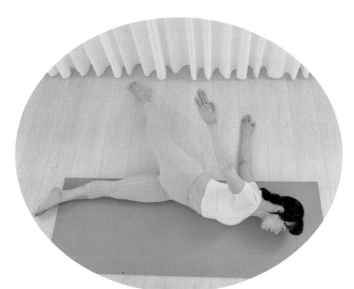

2-6：趴姿擴胸開肩

2-7 蝗蟲式

動作 維持趴姿，雙手臂在背後，十指交扣，抬起，依序帶起胸口及頭。雙腳伸直抬起。停留 5～8 次呼吸。

益處 此動作伸展了身體前側及所有騎乘過程中緊縮的肌肉，讓身體得到了平衡。

2-8 下犬式

動作 雙手推地，臀部抬起，脊椎及腿後側肌群的伸展。若背部無法打直，可略彎膝蓋。接著在不影響背脊延伸的狀態下，將腳跟下踩，若腳跟無法著地，切勿勉強。

益處 此動作伸展了身體後側所有肌肉，幫助身體重新找回活力。

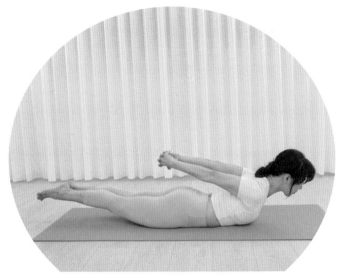

2-7: 蝗蟲式

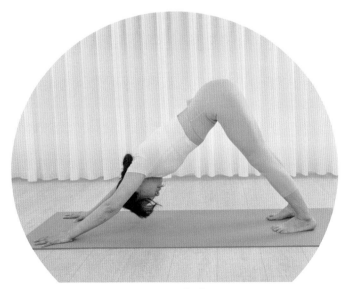

2-8: 下犬式

心流鍛鍊 3
蹲、站序列

3-1-1：M字腿貓牛（吸氣）

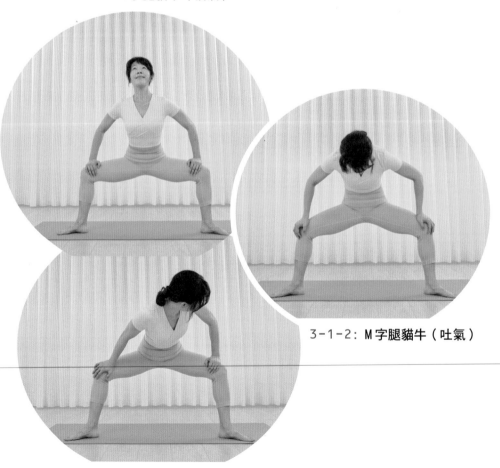

3-1-2：M字腿貓牛（吐氣）

3-2：M字腿側扭轉

3-1　M 字腿貓牛

動作　站姿，雙腳打開比肩寬，腳尖、膝蓋朝外約 30 ～ 45 度，雙手置放大腿內側。

吸氣，抬頭、胸口，提臀部，腰部下沉，脊柱延伸如牛式。

吐氣，拱背，低頭，骨盆內捲，脊柱捲曲如貓式。

來回做 5 ～ 10 次。

益處　此動作可以增加脊柱及髖關節的彈性，並讓骨盆重新充滿活力。

3-2　M 字腿側扭轉

動作　站姿同上。吸氣預備，吐氣，右手推右大腿內側，協助上半身扭轉至左側，同時伸展右肩。吸氣回正，吐氣扭轉至另一側。來回做 5 ～ 8 組。

益處　此動作可以伸展肩膀、大腿內側。

3-3 深蹲合掌開髖

動作 雙腳打開比臀部略寬，腳尖、膝蓋朝外 30～45 度，進入深蹲後，雙手掌合十，手肘頂在兩個大腿內側，脊椎也儘可能向上拉伸。停留 5～10 組呼吸。

　　仍須確保腳尖和膝蓋同方向朝外。阿基里斯腱過緊的人，腳跟無法完全著地是正常的，須留意身體是否平衡、不後傾。合掌的手向下推可以加深髖關節的伸展。

益處 此動作可以釋放大腿根部的緊繃。

3-4 風車式

動作 站姿，兩腳站開比肩寬，兩手臂平舉向兩側延伸，身體成大字型。吸氣預備，吐氣，右手往左腳板（或左小腿）的方向觸碰。左手繞到身後，伸展胸側及肩膀。吸氣回正，吐氣換邊。來回做 5～8 組。

益處 此動作可以伸展到身體後側，也可以釋放髖關節的緊張。

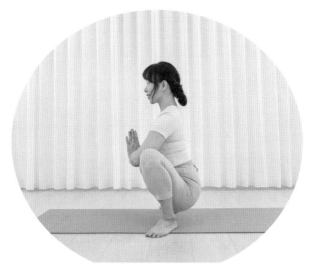

3-3: 深蹲合掌開髖

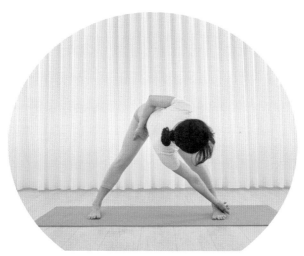

3-4: 風車式

3-5 站姿鴿式平衡

動作 站姿，雙腳打開與髖關節同寬，左膝彎曲抬起，左大腿外旋，膝彎曲，將左腳踝外側置於右側膝蓋上方的大腿上，腳板勾起以維持膝蓋的穩定。左，臀部向後下沉，雙手扣在骨盆兩側。全程持續外旋左大腿根部，骨盆前側兩髂骨上提，可避免大腿根部過度擠壓，造成血液循環不良。停留 5 ～ 10 組的呼吸。再換邊。

益處 此動作可以放鬆坐骨神經附近肌群。

3-6 手腳交錯側伸展

動作 右側伸展：站姿，右腳在前，左腳在後。雙手向前伸直，掌心都轉向右側，左手在上，右手在下，在手腕處交叉，手指頭交扣，雙手再向頭頂抬起，雙手臂可夾扣頭顱兩側。吸氣預備，吐氣，向左側彎，確保胸口上提，不駝背，雙肩不聳起。左手可略施點力量拉伸右手臂，帶動右身側的伸展。停留 5 ～ 10 組呼吸。再換邊。

益處 此動作伸展了身體外側所有肌肉，幫助身體重新找回活力。

3-5：站姿鴿式平衡

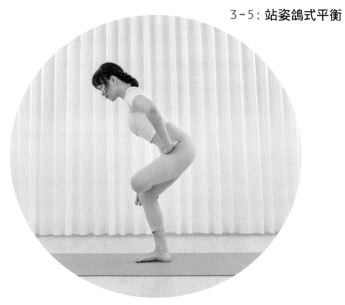

3-6：手腳交錯側伸展

3-7 鷹手弓箭步

動作 站姿，兩手臂向前伸直，左手置於右手上方交叉，交叉處儘可以靠近胸口，再將下面右手肘彎曲，讓兩手交纏相扣，務必維持上手臂交叉，可以的話才將前手臂交扣。向上抬高手肘，頭部微抬，臉朝上。再將右腳向前跨出，彎膝，後腳打直，腳尖朝斜前方，腳跟下踩。停留 5 ～ 10 組呼吸。再解開換邊。

益處 此動作可以放鬆肩頸，並且伸展後腳小腿後側、大腿前側。

3-8 站姿劈腳前彎

動作 站姿，雙腳打開比肩寬，從髖關節處向前彎，若背部很拱，可以略彎膝蓋，雙手手指頭在背的後方交扣上抬。停留 5 ～ 10 組呼吸。再從髖關節處慢慢地讓上半身起來。

益處 此動作可以放鬆長時間騎乘下腿後側肌群及肩膀的緊繃。

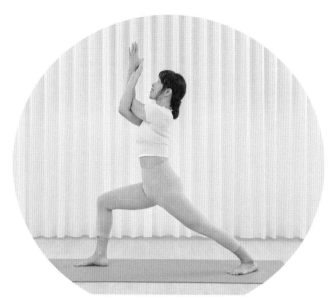

3-7：鷹手弓箭步

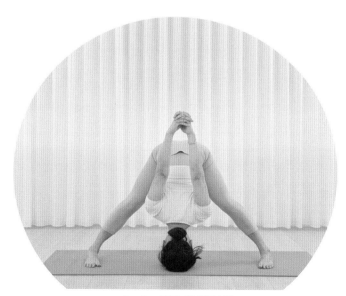

3-8：站姿劈腳前彎

心流鍛鍊 4
坐姿序列

4-1：肩胛骨活動及側彎

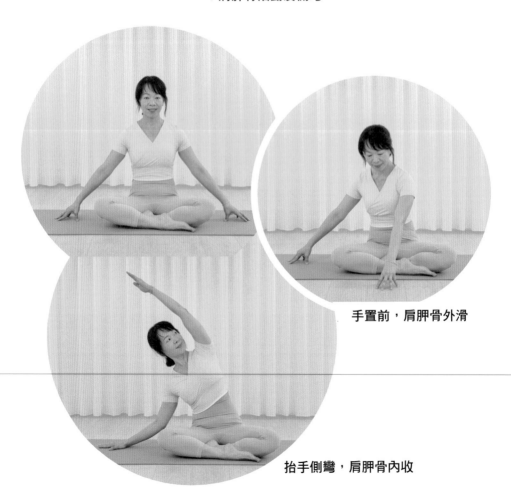

手置前，肩胛骨外滑

抬手側彎，肩胛骨內收

4-1 肩胛骨活動及側彎

動作 坐姿，雙腳簡單交錯，雙手向兩側伸直，指尖輕輕點在地板上。吸氣，左手向前延著地板劃圓抬起，進入向右側彎。吐氣，延著原路徑，回到起點。再換另一側的伸展。

　　左右各做 5 次，最後一次可以左右各停留 5 ～ 10 個呼吸。

益處 此動作可以讓肩胛骨向外向內滑動，釋放肩膀、上背的壓力。

4-2 單腳前彎

動作 右腳伸直向前，左膝彎曲放地板，腳板踩在右大腿內側，雙手在背部後方交扣手指頭。

　　吸氣，胸口向上，交扣的拳頭抬起。吐氣，胸口往右腳板的方向延伸。定點待住後，再將兩手放開，向前抓住腳板或小腿。停留 5 ～ 10 組呼吸。再換邊。

益處 此動作可以放鬆長時間騎乘下腿後側肌群及肩膀的緊繃。

4-2-1：單腳前彎（吸氣）

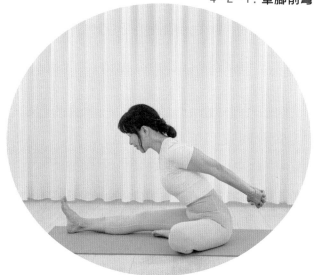

4-2-2：單腳前彎（吐氣）

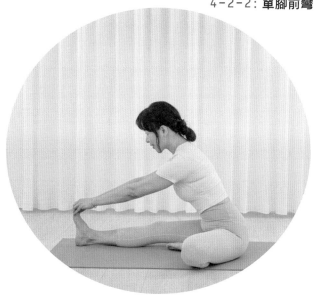

4-3 髖關節伸展及後彎

動作 坐姿，雙腳彎曲踩地，腳板打開兩倍肩膀的寬度，雙手置於身後支撐，並將脊柱向上延伸，胸口抬起。

　　吸氣，預備。吐氣，雙膝倒向右側。左側臀部可抬起（右大腿進行外旋，左大腿進行內旋）。吸氣，回正。吐氣，換邊。來回做5組。每次都可稍做停留。

　　右側停留後，暫不回正，直接讓左腳尖踮在地板上，左膝離地，右手略向後移，撐地，保持右肩向後打開不聳起。吸氣，預備。吐氣，以右手掌、右膝及左腳尖支撐地板，將臀部抬起，左膝蓋上提。停留數次呼吸後，再離開動作，換另一側。

益處 此動作可以釋放髖關節、大腿前側的緊繃，也可以舒展胸腔、腹部，讓脊椎獲得相對於騎乘姿勢的反向伸展。

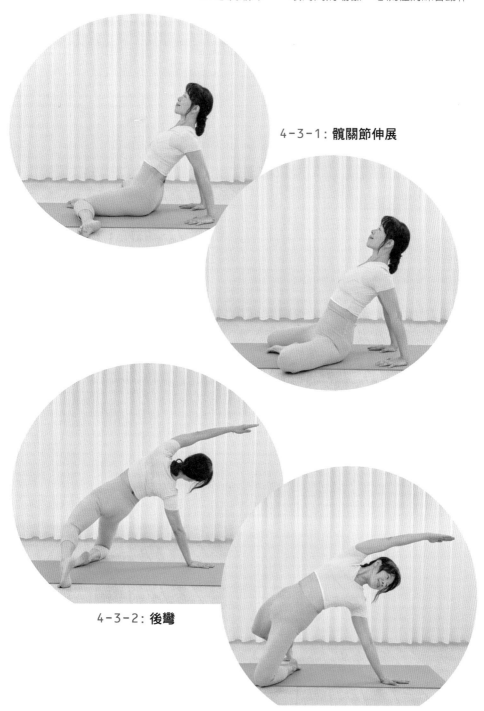

4-3-1：**髖關節伸展**

4-3-2：**後彎**

* 以下 5 個動作 (4-4 ～ 4-8)，接續練習完再換邊。

4-4 坐姿鴿式

動作 坐姿，右腳伸直向前，左大腿外旋，膝彎曲，將踝關節外側置於右大腿上，近膝蓋處。維持左腳擺成 4 字，彎曲右膝，腳踩地板。雙手掌支撐在臀部後方地板，儘可能向上伸直脊柱。停留 5 ～ 10 組呼吸。

益處 舒緩坐骨神經週圍的肌群，緩解骨盆腔的緊繃。

4-5 牛面坐三頭肌伸展

動作 將右膝倒向外側，讓兩膝在骨盆的前側疊放，成牛面坐（確保兩個坐骨都在地板上，否則下方的右腳可以稍向前伸）。彎曲右手肘，並且將上手臂內側向後旋轉，用左手推高右手肘（留意右肩不聳高，這跟手臂是否做到外旋有關），再將左手放下繞到身後，兩隻手的手指頭互勾（無法互勾的人可以將左手留在右手肘上協助伸展，或兩手接毛巾輔助）。停留 5 ～ 10 組呼吸。

益處 此動作放鬆肩膀、後背，釋放生殖系統及骨盆的緊繃。

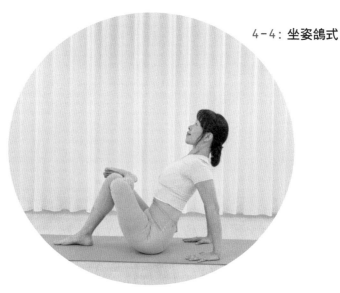

4-4：坐姿鴿式

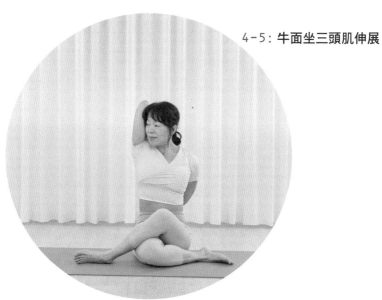

4-5：牛面坐三頭肌伸展

4-6 鷹手牛面坐

動作 維持牛面坐。兩手臂向前伸直，右手置於左手上方交叉，交叉處盡可以靠近胸口，再將下面左手肘彎曲，讓兩手交纏相扣，務必維持上手臂交叉，可以的話才將前手臂交扣。向上抬高手肘，頭部微抬，臉略朝上。

益處 同上個動作。放鬆肩膀、後背，釋放生殖系統及骨盆的緊繃。

4-7 牛面坐扭轉

動作 先讓身體旋轉至左側，解開雙手，再將右手臂伸直，抵在左大腿外側，右手指尖在身體的後側點地，以讓脊柱繼續向上延伸。停留 5 ～ 10 組呼吸。

益處 對脊柱神經及全身的神經系統很好，有效減輕疲勞，改善肩頸酸痛、腰酸背疼的問題，並且幫助消化。

4-8 抬單腳

動作 上半身回正後，再將左腳前踩地板，雙手扣住左腳板或小腿，抬起左腳伸直向上。停留 5 ～ 10 組呼吸。

益處 此動作可以伸展腿後側肌群。

　　*單側序列結束後，回到簡易坐姿，再從坐姿鴿式 (4-4) 換邊進行 5 個動作。

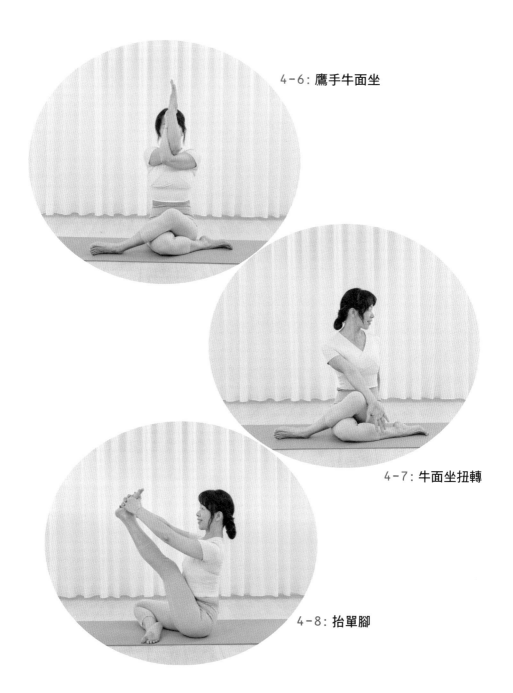

4-6：鷹手牛面坐

4-7：牛面坐扭轉

4-8：抬單腳

心流鍛鍊5
就地取材序列 - 牆壁

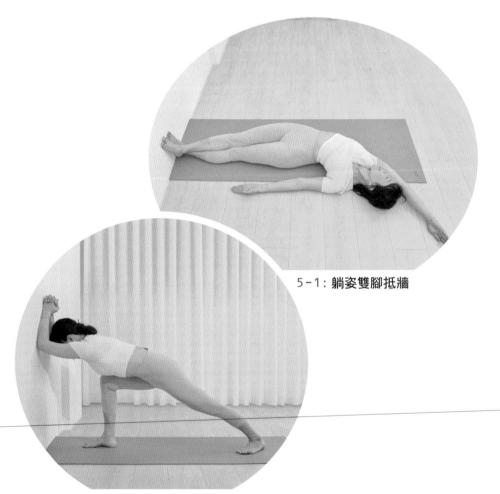

5-1: 躺姿雙腳抵牆

5-2: 站姿雙肘推牆

5-1　躺姿雙腳抵牆

動作　雙腳伸直面向牆壁躺下，腳板與肩同寬踩在牆壁上，再將頭及雙肩移到左側，右腳彎膝抬起，將右腳跟抵住左小腿的外側，沿著小腿外側往牆壁推出（不一定可以碰到牆壁），右手抬起放於耳側地板延伸，確保兩肩及臀部兩側都在地板上，讓身體進入深度的向左側彎。停留 5 ～ 10 組呼吸後，再回正換邊。

益處　打開脊柱的空間，改善脊椎兩側肌肉的不平衡，釋放髂脛束的緊張。

5-2　站姿雙肘推牆

動作　面向牆壁，右腿向前，左腳向後，腳跟落地，左腳尖朝斜前方。手指交扣，手肘彎曲，兩個與肩同寬的手肘跟拳頭成等腰三角形。右膝彎曲近九十度，上半身放低，手肘與肩同高，吸氣，預備。吐氣，雙手施力推牆壁，同時反作用力將左腳跟下踩更多（留意腰部不塌陷、臀部不翹起，手肘要維持肩膀的寬度）。停留 5 ～ 10 組呼吸後，雙手離開牆壁，後腳踩回，再換邊伸展。

益處　消除下半身的腫脹及緊繃，釋放肩膀壓力。

5-3 站姿抵牆開胸

動作 面向牆壁站著，左手掌略低於肩膀放在牆上，指尖朝左。身體轉向右側，腳尖朝右，慢慢地向右側的方向走去。直到感到左側胸口得到合宜的伸展。(務必留意：伸展那一側的手肘需全程略彎，不可推到最直，否則肩關節會承受過多壓力，不只減弱胸側伸展，也會擠壓肩關節的空間。) 停留 5 ～ 10 組呼吸後，雙腳後踩回來，身體轉正面對回牆，再換邊伸展。

益處 舒緩肩頸、胸側緊繃僵硬問題，並且帶來更順暢的呼吸。

5-4 躺姿靠牆劈腿

動作 將瑜伽墊短邊抵住牆壁，屈膝坐在瑜伽墊側邊，右肩與牆相觸，再讓上半身側倒往瑜伽墊的方向躺下，雙腳順勢伸直貼牆向上，將臀部底部貼向牆壁，臀部的後側也儘可能放置在地板上，再將雙腿分開延伸成 V 字型。停留 5 ～ 10 組呼吸後，慢慢地將雙腿延著牆壁向上合攏。再停留 5 ～ 10 組呼吸。

益處 釋放雙腳的緊張及腫脹，舒緩骨盆腔的緊繃。適當地伸展大腿內收肌，可提升雙腿行動時的順暢度，並對膝蓋有益。

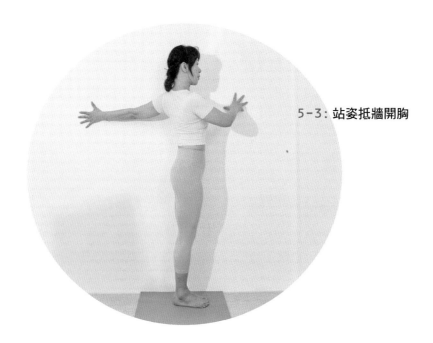

5-3：站姿抵牆開胸

5-4：躺姿靠牆劈腿

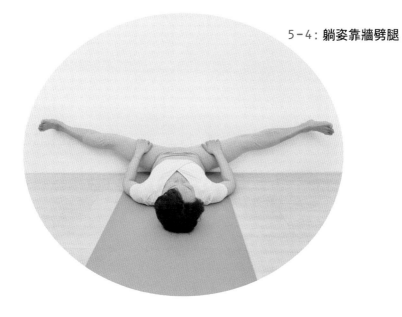

心流鍛鍊 6
就地取材序列 – 毛巾、椅子

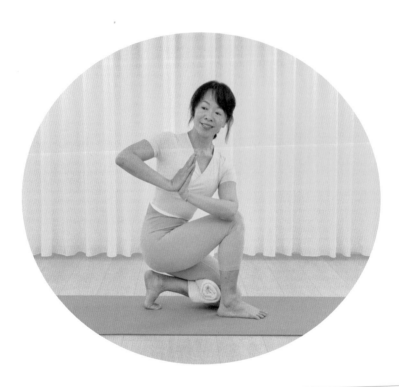

6-1: 膝窩夾毛巾上半身扭轉

6-1 膝窩夾毛巾上半身扭轉

動作 將毛巾捲成圓筒狀，盡可能推進左膝蓋後側的膝窩，再將身體彎蹲下來，左膝跪地，左腳尖踮起（力量落在蹠骨上，非腳趾頭），右腳板踩在左膝內側的地板上。

左手肘彎曲，上半身扭轉向右側，將左手肘放在右大腿外側，再將雙手在胸側合掌。

停留 5 ～ 10 組呼吸後，雙手放鬆，上半身回正，再將臀部抬起，挪開毛巾，以站立前彎做緩解，再停留 5 ～ 10 組呼吸。此時會發現夾過毛巾的左膝蓋後側壓力完全解開，站立前彎時，後側腿筋伸展會比另一隻腳更順暢。

益處 此動作特別能夠舒緩因久坐而造成的膝窩緊繃腫脹（常見於上班族）。暫時施壓於蹠骨，也可以釋放影響身體五臟六腑的腳底板氣結。

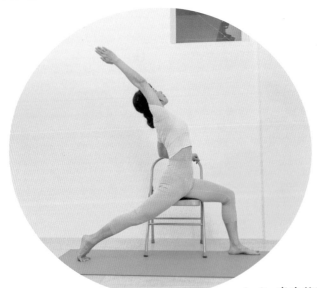

6-2：半坐後彎伸展

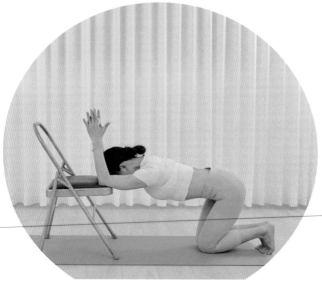

6-3：肘置椅開肩

6-2　半坐後彎伸展

動作　找一張穩定的椅子，也可以在騎乘的過程中，找一張公園石椅。左側坐骨坐在椅角邊，左膝、腳尖都朝向正前方（和胸口同向），右腳大腿內旋使骨盆擺正，再向後伸直，腳尖踮立在地板上，左手放置在左大腿上或椅背上，右手向上抬起至頭側。

停留 5 ～ 10 組呼吸後，再轉向後方，換邊伸展。

益處　此動作對緊繃的腹股溝（鼠蹊）、大腿前側具有極大的舒緩效果。須上提髖骨，避免腰部過度向前塌陷。

6-3　肘置椅開肩

動作　面向椅子，跪立在地板。雙手掌心夾一個小礦泉水瓶（可以幫助肩膀穩定），彎曲手肘，將手肘打開到肩膀的寬度放置在椅子前端，上手臂根部保持外旋（避免肩膀聳起），再將膝蓋後移，臀部後推，頭及胸口慢慢下沉，停留 5 ～ 10 組呼吸。

益處　此動作可以有效地釋放肩膀及上背的緊張。

瑜伽裡的智慧

瑜伽在發源地——印度發展初始是為了遠離苦痛，當時的瑜伽士們認為只要找到一個平和的淨地，就可以不再被困境干擾，所以很多人棄絕世俗，逃進山林。然而在經年累月不斷地練習、體驗之後，終於感悟，讓我們獲得喜悅的方法，並不是切斷二元兩對立的

挑戰

面對挑戰，有人一臉悲苦，有人呲牙咧嘴，有人一臉茫然，有人面露兇光，有人無語問蒼天，有人沉靜肅然⋯⋯。即便如此，這一切仍舊是整個體驗旅途裡的好風光。

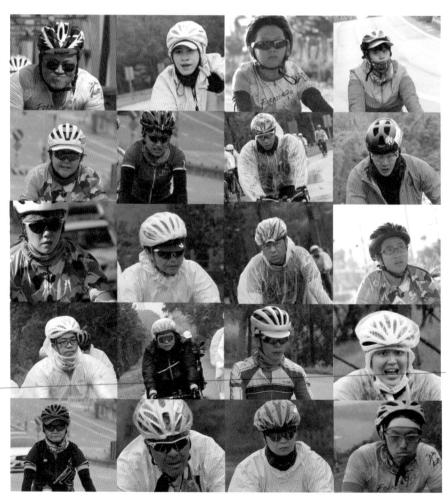

一端──苦痛，而是有能力轉化苦痛對我們的干擾，苦痛反而成為
幫助我們找到喜悅的媒介，在瑜伽人九日單車環島的過程中，我們
也深深地收成了這些得來不易的智慧──那跨越挑戰後的美好。

喜悅

而喜悅，超越了快樂，是包含了「面對挑戰沒有退縮」、「繼續堅持沒有放棄」而來到的豁然開朗狀態的整個過程。笑容是穿越這一切後的舒心展現。

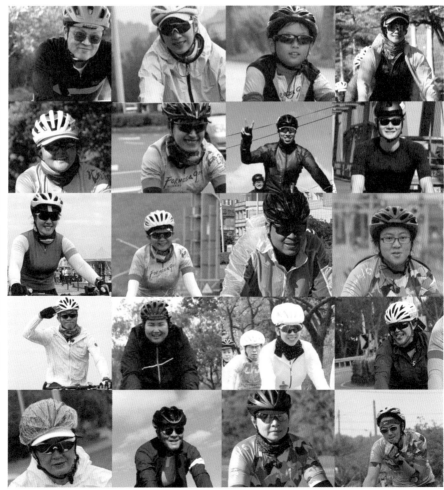

國家圖書館出版品預行編目資料

瑜伽心流：喚醒覺知與行動的力量/戴秀釧著. --
初版. -- 臺中市：晨星出版有限公司, 2023.10
　　面；　公分. --（健康與運動；39）
　　ISBN 978-626-320-623-6(平裝)
　　1.CST：瑜伽

411.15　　　　　　　　　　112014343

健康與運動 39

瑜伽覺知與靜心的心智訓練指引———
瑜伽心流：喚醒覺知與行動的力量

作者	戴 秀 釧
主編	莊 雅 琦
編輯	吳 珈 綾
美術編輯	吳 珈 綾
網路編輯	黃 嘉 儀
瑜伽動作攝影	子宇影像有限公司
環島協力攝影	捷安特旅行社 謝政叡 等人提供
學員照片提供	戴秀釧、李雅娟、廖麗娟、林鼎鎮、周慧如、龔麗華、尤奕凌、尤奕婷、陳靜慈、李蔚甯、唐子琁(台灣簽名圖)、徐怡雯(插畫)

可至線上填回函！

創辦人	陳 銘 民
發行所	晨星出版有限公司 台中市407工業區30路1號 TEL：04-23595820　FAX：04-23550581 E-mail：service@morningstar.com.tw 行政院新聞局局版台業字第2500號
法律顧問	陳思成律師
初版	西元2023年10月01日
讀者服務專線	TEL：02-23672044／04-23595819#230
讀者傳真專線	FAX：02-23635741／04-23595493
讀者專用信箱	service@morningstar.com.tw
網路書店	http://www.morningstar.com.tw
郵政劃撥	15060393（知己圖書股份有限公司）
印刷	上好印刷股份有限公司

定價 499 元
ISBN 978-626-320-623-6(平裝)

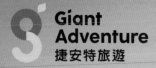

折價券
NT$300

憑券報名捷安特旅行社單車環島九天八夜行程
即可折抵300元，每人每行程限抵用一張。

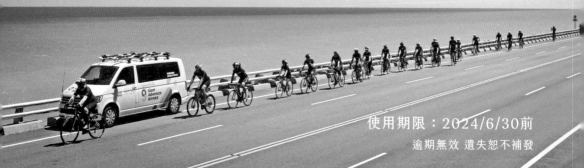

使用期限：2024/6/30前
逾期無效 遺失恕不補發

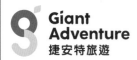

優惠券
COUPON

憑本券至捷安特門市即可享有以下優惠：

- 購車：10,000元以上車款享9折優惠，電動車除外
- 商品：自行車配件、人身配件享88折優惠，特價品、
  GARMIN、與零件等除外。

- 使用方法：
  - 本優惠券限一次性採購使用。
  - 本券適用全台捷安特直營門市與經銷門市，百貨門市不適用。
  - 不能與其他優惠同時使用。

- 使用本券如有任何問題，歡迎電洽04-23117979。

使用期限：2024/6/30前
逾期無效 遺失恕不補發

車款優惠

10,000元
以上車款享**9**折
10% discount for bikes
over NTD10,000

人身商品

商品享**88**折
12% discount for bike gears